1日1分 図解 腰痛は99%完治する

さかいクリニックグループ院長
酒井慎太郎

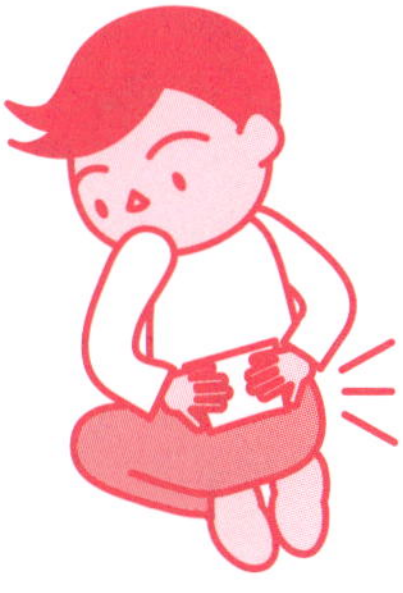

JN231947

はじめに

3000万人の「もやもや感」をすっきりさせる

みなさんはこれまで腰痛治療に対して「もやもや感」を抱いたことはないでしょうか。

その「もやもや感」とはなんなのか?

それは、腰痛が原因で医者にかかった経験がある人なら、たいてい一度は持ったことがある、次のような不信感です。

たとえば——。

「レントゲンで異常が見られなかったら、湿布薬1枚渡されて帰されてしまった。こんなに痛いっていうのに……」

「デスクワークで長く座っているのがきつい。でも、以前『骨には異常ない』って言われたし、痛みをごまかしていくしかないのかな……」

「どこへ行ってもすっきりと痛みがとれず、もう10軒以上も病院や整骨院を訪ねまわっている」

「ぎっくり腰をもう5回も繰り返しているんだけど、病院へ行ってもどうせ何もしてくれないからあきらめている」

「数年前、手術でヘルニアを治したはずなのに、また再発してしまった」

「病院へ行っても、問診なんてほんの30秒足らずで、すぐに検査……。ろくに話を聞いてくれない」

「スポーツで痛めた腰がなかなか治ってくれない。このまま引退するしかないのだろうか……」

「腰が痛くて病院へ行ったのに、あからさまに心の病気を疑われた」

「腰痛はどうせ治らないから、マッサージや鍼灸《しんきゅう》でそのつど痛みをとるしかないと思っている」

いかがでしょう？

みなさんにもきっと、「そうそう。これだから腰痛はつらいんだよ」と思い当たるフシがあったのではないでしょうか。

腰痛を治したいという患者さんの願いはたいへん切実です。仕事に差し障りが出る場合もあれば、身動きさえろくにできない場合もあります。痛くて眠れない夜だって数え切れないほどあるでしょう。

しかし、それにもかかわらず、これまでの腰痛医療は「なんとか腰痛を治したい」という患者さん方の期待にほとんど応えてこられませんでした。むしろ、期待を裏切ることのほうがずっと多かったのではないでしょうか。

一例を挙げてみましょう。

腰痛は、レントゲンやMRIで検査をしても、原因が特定できないケースが少なくありません。実際、多くの病院では、腰の痛みを訴えて受診した患者さんのうち、85パーセントは検査をしても異常の出ない、原因不明の『腰痛症』と診断されます。みなさんはこの腰痛症という診断名がどういうものかご存じですか？

これは、言ってみれば「原因がわからなくて治療のしようがありません」というのと同義語のようなもの。そして、この診断が下されると、患者さんはろくな治療も施されないまま帰されてしまうことが多いのです。

これでは、腰痛が治るはずありませんよね。

痛みが一向に引かず、前よりいっそうひどくなったり、いったんは治ってもまた再発したりする人も多いことでしょう。何せ、根本に横たわる問題がなんら解決されていないのですから。

ともあれ、こんな調子の治療が行なわれていて患者さんも納得がいきません。ワラにもすがる思いで受診したのに、逆にしっぺ返しをされて頭にきている人もいるかもしれません。過去にそういう痛い目に遭った人の中には、「腰痛は治らない」と半ばあきらめてしまっている人もいるのではないでしょうか。

このように、これまでの腰痛医療には、ずっとあきらめ半分のもやもやとした不信感がつきまとってきました。そして、そのもやもや感を、およそ３０００万人はいるとされる腰痛経験者——つまり、国民の４人にひとりもの人たちが抱え続けてきたわけです。

でも、おかしいと思いませんか？

これほど医学が進んだ世の中なのに、腰痛が治せないなんて……。こんなにも多くの人が悩んでいる腰痛という病気が、何の原因もわからないまま捨て置かれているなんて……。

でも、この本を読めば、こうした疑問や、もやもやが一気に吹き飛ぶはずです。

みなさんもそう思われるでしょう。

――絶対におかしい。

患者の3人にひとりが涙する

ところで、私は、東京の王子というところで、腰痛や膝痛《しっつう》、肩こりなどを中心に診《み》る「さかいクリニックグループ」を開業しています。おかげさまで開業以来、全国から数多くの患者さんにお越しいただき、いつも予約で満杯の状態です。スタッフと手分けして1日150名以上の患者さんを診させていただいています。

当院がここまで支持されているのは、これまでの実績ゆえでしょう。当院を訪れた患者さんの9割以上の方が長年の痛みから解放されています。そのなかには、有名人やスポーツ選手もたくさんいらっしゃいます。

また、有名大学病院の整形外科のお医者さんが〝お忍び〟で治療を受けにいらっしゃることもあります。実は、長年腰痛に悩まされているお医者さんは、けっこう多いんですね。

え？　治療の特色はいったいなんなのか？

ゆくゆくくわしく説明しますが、当院が他の病院や医療施設と大きく違うところは、『関節包内矯正《かんせつほうないきょうせい》』という独自の治療法を実践している点です。それともうひとつ、問診に力を入れている点でしょう。当院では、最低でも30分は時間を割き、症状をはじめとした患者さんのお話をじっくりとお聞きする方針をとっています。大病院の〝3分診療〟では、こんなことは到底あり得ないですよね。

でも、実をいうと、腰痛治療では、日頃、どんな痛み方をするのか、いつ、どこがどういうふうに痛むのかといったことを把握《はあく》するのが何よりも大切なのです。私は患者さんからこれらのポイントを聞けば、たいていの場合、何が原因なのか、どこをどう治していけばいいのかという察しがつきます。そして、そういう痛みの原因や治療法を、図や模型を使いながら、わかりやすく、ていねいに、患者さんにご説明していくわけです。

すると、その説明を聞いただけで、じわっと涙ぐまれる患者さんが少なからずいらっしゃいます。いや、3人にひとりは泣かれるといってもいいでしょう。本当に、あまりに感激されるので、こちらが戸惑ってしまうくらいです。

当院には遠方からの患者さんも多く、なかにはあちこちの病院を巡り歩いてから来院される方もいらっしゃいます。そういう患者さん方がぼろぼろと感激の涙をこぼしながら、「こんなに話を聞いてもらったのは初めて」「自分の痛みの原因に初めて納得がいった」と口々におっしゃるのです。

痛みとは、とにかくつらいものです。

みなさん、その痛みがどこからくるのか、自分でもなかなか理解できず、病院でもあまり相手にしてもらえず、仕事仲間などにも理解されないまま、ずっとひとりで闘ってきたわけです。ですから、その原因や苦労を〝ちゃんとわかってくれている相手〟にやっとたどり着けたということが、相当にうれしいのだと思います。また、その長年つき合ってきた痛みが本当に消えていくという事実が心を打つのでしょう。

この本では、そういう感激を読者のみなさんにも分かち合っていただきたいと考えています。そして、そのために、今までの間違った腰痛治療の常識や関節包内矯正の重要性、腰痛という病気の真の原因とメカニズムなどを、とことん説明していくつもりです。

腰痛の99パーセントは治ります。

おそらく、みなさんのなかにも腰痛治療で苦い経験を重ねてきた方が少なくないでしょう。今のあなたも、「腰痛は治る」と言われても、にわかには信じられないかもしれません。しかし、本書を読み終わった後のあなたは、「治る」という言葉にきっと素直にうなずいているはずです。

とにかく、あなたの腰痛に対する常識はガラリと変わるでしょう。

また、腰という〝土台〟の痛みをなくすことで、あなたの人生はきっといい方向へ向かうことでしょう。健《すこ》やかに腰が動くことは、その人の人生を輝かせることに通じるものなのです。この本を礎《いしずえ》として、3000万の方々が遂《と》げるであろう飛躍を、私は今から楽しみにしています。

1日1分 図解 腰痛は99%完治する 目次

Part 1

なぜ腰の痛みがおこるのか?

Part 2 腰痛は99%完治する

Part 3

腰痛はセルフケアで十分治せる！

Part 1

なぜ腰の痛みがおこるのか?

人は関節が動くからこそ活動できる

人間には200個以上の骨があり、それらの骨が400個以上あるとされる関節でつながれています。

関節は、人を動かす歯車のようなもの。頭のてっぺんから足の先まで、大小たくさんの歯車がかみ合い、連携してなめらかに動いているからこそ、私たちは日常の動作をスムーズに行なうことができているわけです。

これらの歯車は、毎日あまりに当たり前に動いてくれているので、普段私たちは、関節の存在を意識すらしません。

しかし、これらの歯車のうちのどれかが錆《さ》びついてしまったり、動きが悪くなったりしたらどうなることでしょう。とたんに痛みやこりなどのトラブルが発生し、いつも通りの活動に支障が出てしまいます。

腰痛を抱えているみなさんは、その不便さやつらさがよくおわかりのはず。多くの人は、関節という歯車がうまく動かなくなって、はじめて関節の大切さを思い知ることになります。

つまり、つらい腰の痛みを解消するカギは、関節にあるのです。

人は関節という歯車が動くからこそ活動できるもの。

歯車の錆びつきをとり、動きをよくすれば、みなさんの体も再びなめらかに動き出すことでしょう。

Point

人間の関節は、骨の数より多い。錆びついた関節を治せば、体の痛みはなくなる。

痛みが現れやすい荷重関節

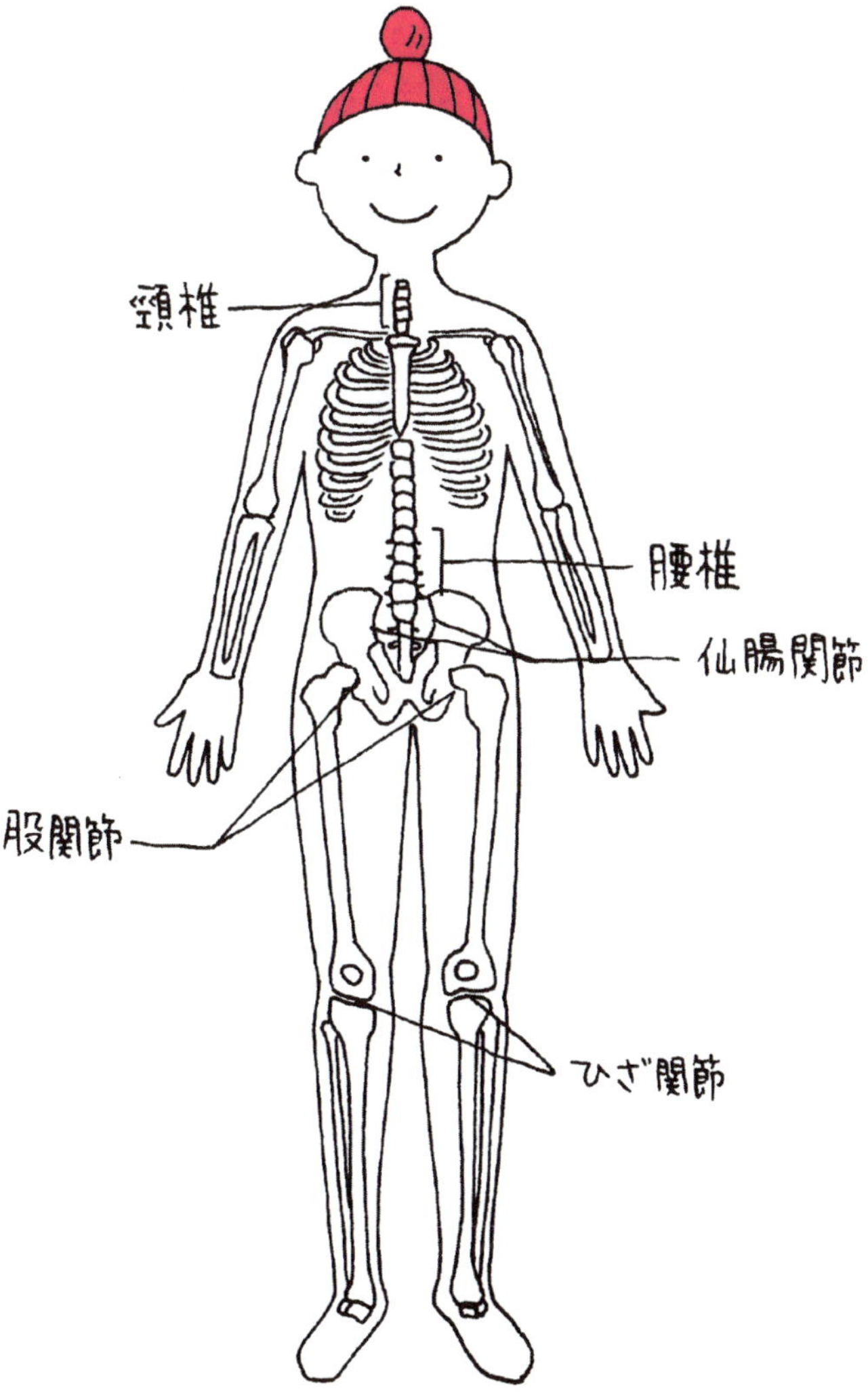

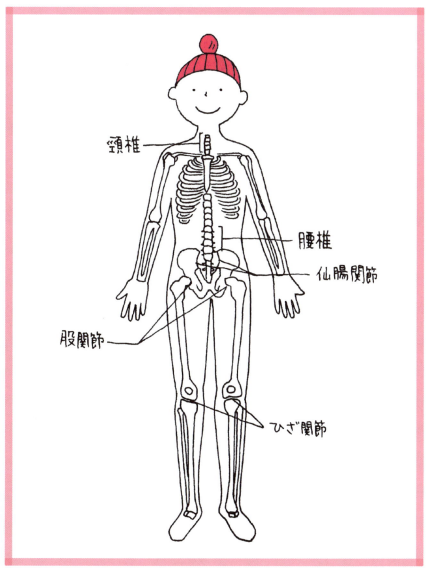

関節のひっかかりを解消すれば痛みは消える

私は、『関節包内矯正』というメソッドを治療の軸に据えています。これは簡単に言えば、〝関節のひっかかりをとって痛みを解消させる治療法〟です。

まず、関節の基本的な構造について説明しておきましょう。

関節は『関節包』という袋の中におさまって動いています。関節包内は潤滑液で満たされていて、その中で互いの骨同士が動くからこそ、すべるようなスムーズな動きがとれているわけです。

ところが、この関節包内の骨同士は、非常にひっかかりやすいのです。機械の歯車なども、ちょっとひっかかっただけで動きが悪くなり、全体の動きに影響を与えてしまいます。それと同じで、関節包内でもわずかでも骨同士がひっかかれば、とたんに動きが悪くなってしまうのです。

とりわけ、ひっかかった状態のまま関節が固まってしまうと、関節の可動域が狭くなって、しっくりしない動きになったり、ぎこちない動きになったりします。

ひとつの関節の動きが悪くなれば、周辺の筋肉や靭帯《じんたい》などにもストレスがかかりますし、連携する他の関節にも悪影響が及ぶことでしょう。手や足などが十分に上がらなくなったり、腕やひざが十分に曲がらなくなったりすることもあるかもしれません。

つまり、こうした悪循環がいくつも重なって、痛みやこりなどのトラブルが引き起こされることになるのです。

だから、痛みなどのトラブルを解消するには、そもそもの原因である関節のひっかかりをとり去って、骨同士が関節包内で再びなめらかに動くようにすればいい――それが、関節包内矯正の基本理論であるわけです。

関節の構造

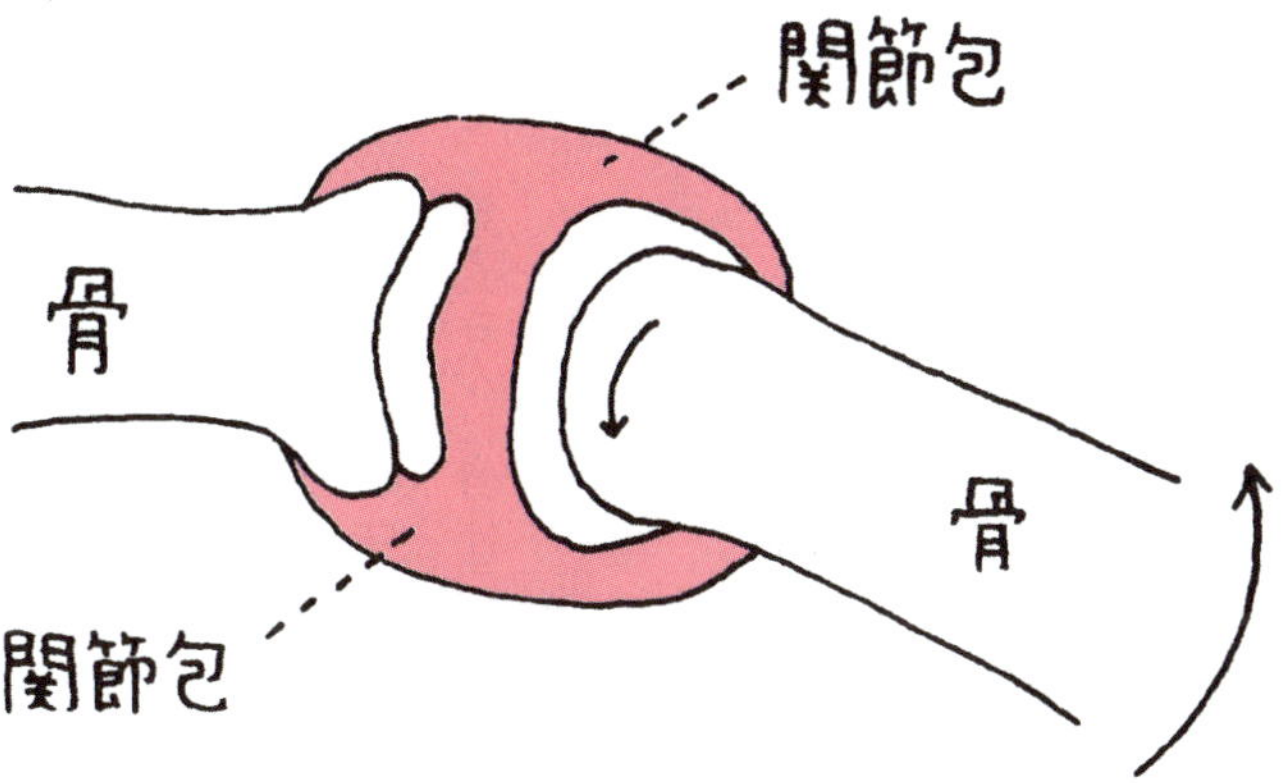

強い力もかけないし、痛くない

関節包内矯正の治療は、手技によって行ないます。

手技というと、カイロプラクティックや整体などの激しい動きを連想する方もいるかもしれませんが、まったくそんなことはありません。患者さんが押されているかどうかさえわからないほどのマイルドな力しか加えません。もちろん、手技による痛みもほとんどありません。私どものように、関節包内矯正の知識と技術、経験を備えたプロであれば、大きな力を加えなくとも関節のひっかかりを解消させることができるのです。

これを説明するため、私がよく引き合いに出すのは、建てつけの悪い雨戸やサッシです。バランスが悪くなった引き戸は、力自慢の人が動かそうとしても、そう簡単には動いてくれないもの。でも、開けるコツを知っている人がやれば、力を込めなくてもスッと簡単に動くものです。

関節包内矯正は、この感覚に似ています。ひっかかった関節をどちらへ向けてどれくらいの力で動かせばいいかのコツがわかっているからこそ、患者さんに身体的負担をかけることなく、関節のなめらかな動きを取り戻すことができるのです。

長年の痛みが一発で解消することも

私の治療院に来られ、関節包内矯正を受けた患者さんは、たいていはその効果に驚かれます。どんな病院へ行っても治らなかった痛みや、何年、何十年も悩まされ続けてきた痛みがたちどころに緩和するわけですから、びっくりされるのも無理はありません。軽めの症状なら、1回の治療で治ってしまうこともあります。感激のあまり、涙を流される方もいらっしゃいます。

もっとも、先に触れたように、私の治療院でこれを受けていただくには、長い間お待ちいただかなくてはなりません。ただ、セルフケアは可能。セルフケア用の『簡易版・関節包内矯正』については、26～29ページでくわしくご紹介することにしましょう。

Point

ひとつの関節の動きが悪くなると、周辺の筋肉や靭帯、連携する他の関節にも影響を及ぼす。

図解でわかる!
関節包内矯正

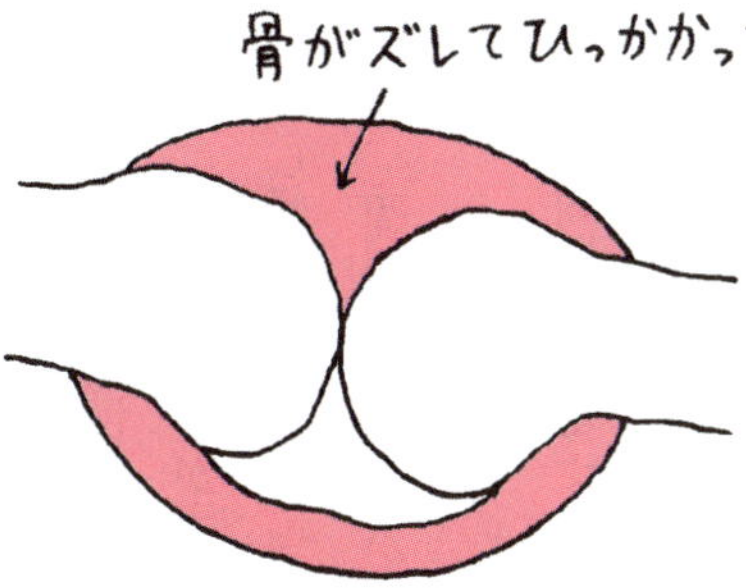

1

わずか数ミリ程度の関節のズレを触診で特定する。

2

問題となる部位を肌の上から指で押し、関節を正常な位置に戻す。

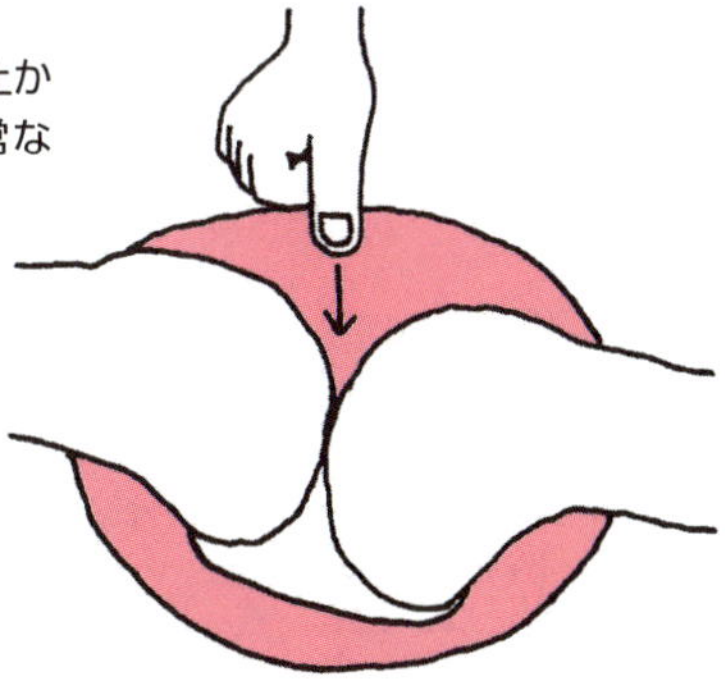

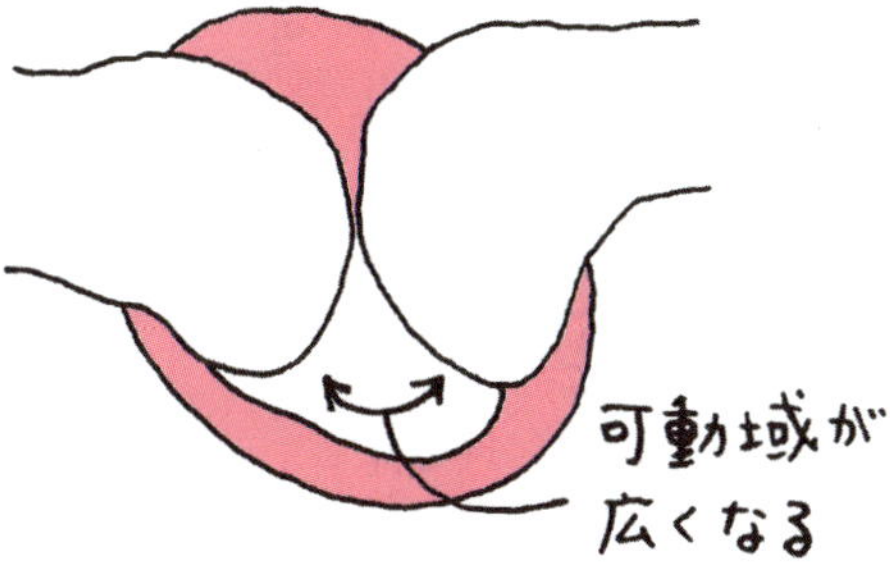

3

関節のひっかかりが解消され、なめらかな動きを取り戻す。

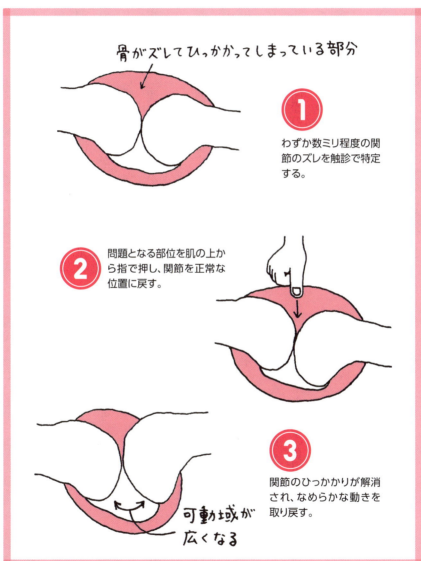

いちばんのポイントは骨盤の仙腸関節

ひっかかりなどの異常が起きやすい関節は、ある程度決まっています。

まず、体の重みがかかる荷重関節は要注意。頸椎《けいつい》、腰椎《ようつい》、骨盤、股関節《こかんせつ》、ひざ関節、足首の関節などは、体の荷重がまともにかかってくるため、しばしば異常が起こりやすいのです。それと、関節のひっかかりは、〝動きの大きな関節〟よりも〝動きの小さな関節〟に起きやすい傾向があります。動きが小さい関節だと、ひっかかりが生じても気づかないことが多く、異常をこじらせてしまうことが少なくないのです。

そんな荷重関節の中でも、とくに動きが小さく、非常にひっかかりやすい関節があるのです。

それが、骨盤の仙腸関節《せんちょうかんせつ》。

骨盤は1枚の大きな骨ではなく、腸骨《ちょうこつ》、仙《せん》骨《こつ》、坐骨《ざこつ》などのいくつもの骨が組み合わさって構成されています。仙腸関節は、骨盤中央の仙骨と、両脇の腸骨との間にある縦長の関節。その関節部分が前後左右に数ミリほど動くのです。

わずか数ミリの可動域とはいえ、この動きは体にとってとても重要な役割を果たしています。というのもこの関節は、体の重みや外部からの衝撃をやわらかに吸収して受け止めるクッションのような役割を担っているのです。

この部分のクッション機能が正常に働いていれば、腰椎やひざ関節など、他の関節にかかってくる荷重や衝撃の負担はかなり軽減されます。反対に、関節にひっかかりが生じてクッション機能が低下すれば、他の関節が背負い込む負担が増大し、トラブルのもとになってしまう可能性があります。

骨盤の構造&仙腸関節の位置

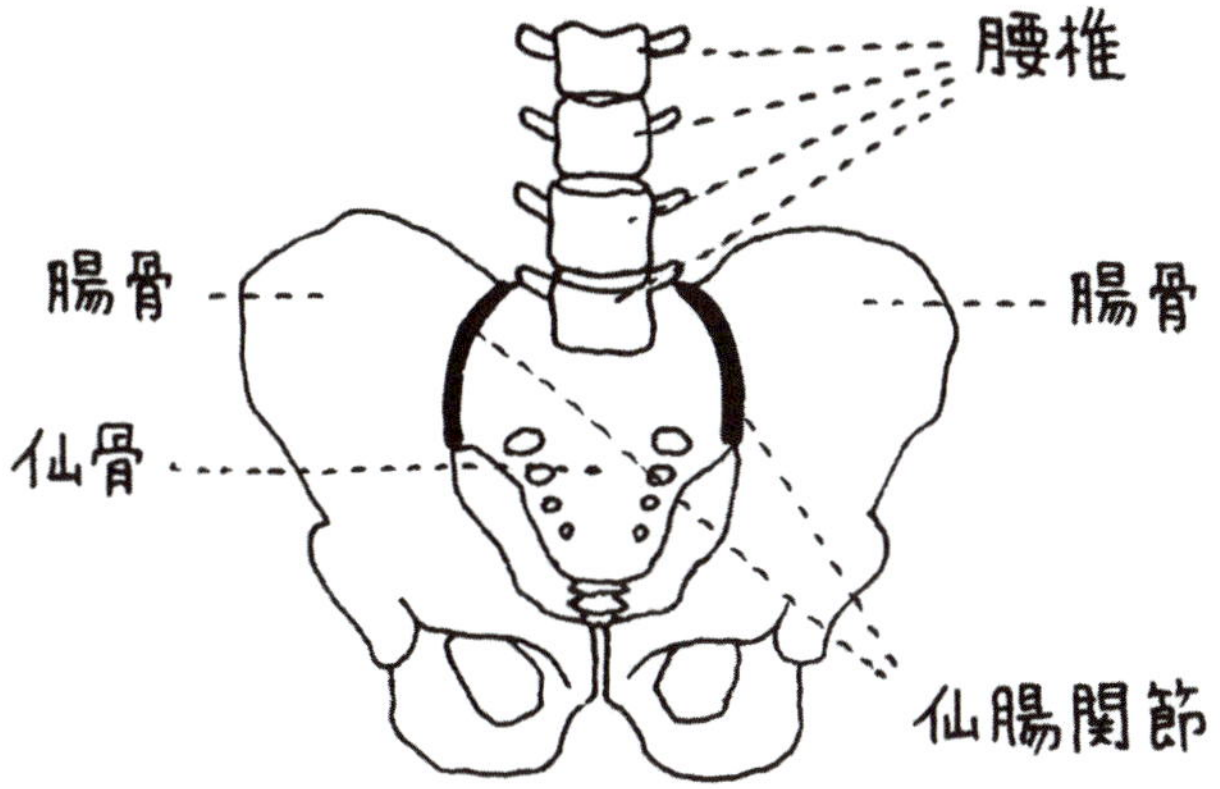

体中の関節を動かすためのカギ

すなわち、仙腸関節という〝小さな歯車〟にひっかかりが生じると、他の大きな歯車にてきめんに悪影響が及んでしまうのです。ここは、体中の関節の動きのカギを握るもっとも重要なポイントと言っていいでしょう。

このため、普段の治療でも、仙腸関節のひっかかりを関節包内矯正でとることが、私のメインの仕事になっています。

Point

〝仙腸関節〟が最も異常が起こりやすい関節。ここが体中の関節の動きを握るポイントになる。

仙腸関節はどうしてひっかかってしまうのか？

仙腸関節は非常にひっかかりやすく、機能異常を起こしやすい関節です。ひっかかっているのに気づかず、知らず知らずのうちに状態を悪化させてしまっている人も少なくありません。

では、ひっかかりが生じる原因は何か？

いちばんの原因は、〝長時間座っていること〟です。最近は、パソコンで仕事をするのが当たり前になり、とても多くの人が長時間のデスクワークを強《し》いられています。ずっと同じ姿勢で座り続けていれば、その間上半身の重みが仙腸関節にかかり続けることになります。だから、ひっかかりなどの異常が起こりやすくなるのです。

とりわけ、前かがみの姿勢をとっていると、骨盤が斜めに寝てしまうため、いっそう仙腸関節トラブルを引き起こしやすくなります。長時間の車の運転や手作業など、前かがみの姿勢をとることが多い人は要注意です。

日本人の8割は仙腸関節が不調

また、デスクワークや前かがみの姿勢に縁がなくとも、仙腸関節がひっかかってしまうこともあります。

たとえば、スポーツや事故などで衝撃を受けたとき。なかでも強く尻もちをついたときが危なく、スキーやスノーボードなどで転んでひっかかりができてしまうケースが目立ちます。また、自転車にお尻が痛くなるくらい長く乗る人も要注意。サドルで仙骨が圧迫される格好になるため、仙腸関節がずれて、ひっかかりやすくなるのです。さらに、子供がよくやる『体育座り』も、仙骨が押し込まれるため、習慣にするのはおすすめできません。

それと、女性に多いのが、出産を機にひっ

仙腸関節がひっかかってしまう主な原因

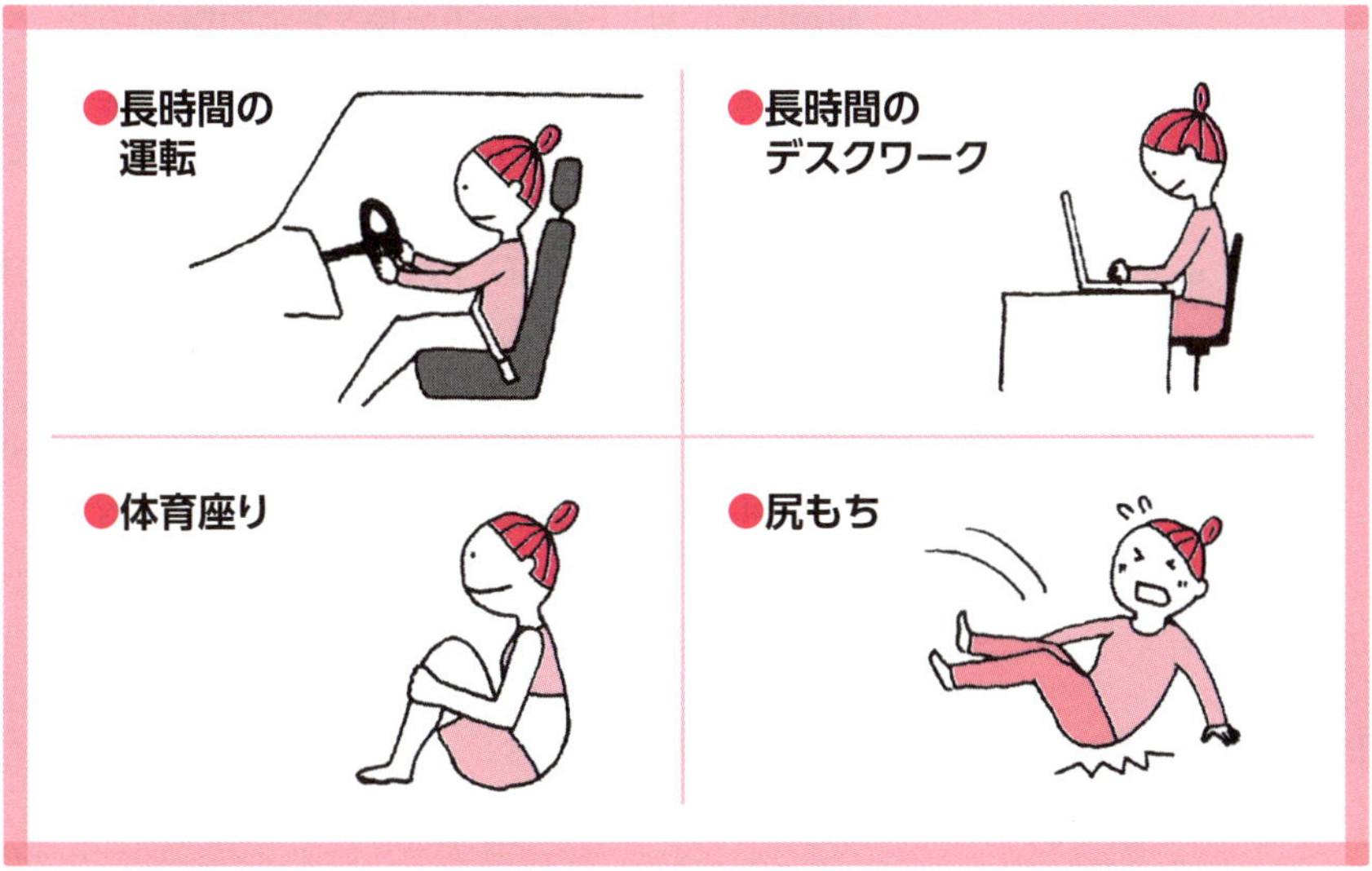
●長時間の運転
●長時間のデスクワーク
●体育座り
●尻もち

かかってしまうケース。分娩時に仙腸関節は大きく広がりますが、元の位置に戻る際にずれてしまうのです。ただし、この場合、もともとひっかかりがあったのが分娩を機にとれることもあります。

　このように、もろもろの原因から仙腸関節にひっかかりを持っている人は多いと見られます。私は、日本人の8割方は、仙腸関節に不調を抱えているとさえ見ているのです。

Point

長時間座っていることが仙腸関節のひっかかりを生んでしまう。日本人のほとんどに不調がある。

関節の痛みがとれるだけでなく、うれしい健康効果も

1 血行がよくなる

仙腸関節には、上半身と下半身を結ぶ血管が集中しています。また、歩くたびに微妙に関節部が動くことで、下半身へ血液を送るポンプのような役割を果たしています。

ところが、仙腸関節にひっかかりがあると、血管が圧迫されるうえ、関節のポンプも十分に機能しません。おのずと、下半身の血行が停滞することになってしまいます。このため、関節包内矯正でひっかかりを解消すると、血行が一気に回復するのです。

2 体温が上昇し、冷え体質が治る

関節包内矯正をしていると、治療中多くの患者さんが「体がポカポカしてきた」とおっしゃいます。血行がいっせいに回復して、体のすみずみまで血が通うために、体温が上昇するのです。なかには、玉のような汗を吹き出す患者さんもいらっしゃいます。当然、冷え体質の悩みなど、一気に解消してしまいます。

3 生理痛・生理不順の改善

血行がよくなって体温が上がると、子宮や卵巣の調子もよくなるのでしょう。性周期リズムが整い、生理痛や生理不順の悩みが解消されたという患者さんが数多くいらっしゃいます。なかには、不妊に悩まれていた患者さんが、赤ちゃんに恵まれたケースもあります。

4 胃腸の調子がよくなる

体温が上がり、血の巡りもよくなれば、内臓も活発に動くもの。胃や腸の調子もよくなって、胃弱・むかつき・吐き気・食欲不振・下痢などの悩みが解消されたという方も大勢いらっしゃいます。

5 便秘が解消する

腸のぜん動運動が活発になるためか、便秘が解消したという声もよく聞きます。また、肌荒れやニキビ、吹き出物などの悩みが解消したという方もいらっしゃいます。

6 無駄な脂肪が落ちる

仙腸関節がスムーズに動くようになると、関節の可動域が広がって、腸腰筋《ちょうようきん》などの体の深部にある筋肉がよく使われることになります。すると、筋肉による熱産生能力が向上して代謝がアップ。おなか回りの脂肪が燃やされることになります。結果、無駄な脂肪が落ちて、ダイエットになるのです。

7 運動能力が向上する

仙腸関節の動きがよくなると、骨盤の可動域が広がり、運動のパフォーマンスが飛躍的にアップします。どんなスポーツでも、腰の動きは〝要〟になるもの。仙腸関節の動きがよくなれば、腰の動きがよくなり、体全体の動きがよくなるのです。

自分でできる『腰の簡易版・関節包内矯正』

「痛みを少しでもやわらげるため、自分の力で関節のひっかかりをとったり、関節をゆるめたりすることはできないのか」――私はかなり以前より、多数の患者さんからこうしたリクエストをいただいていました。その声にお応えして編み出したのが『腰の簡易版・関節包内矯正』です。

腰の簡易版・関節包内矯正は、硬式テニスボールを使用します。いろいろ試行錯誤した結果、硬式テニスボールの大きさや硬さ、弾力性が関節刺激にいちばん適しているのです。

試してみたい方は、3個のボールをご用意ください。そのうち2個はくっつけて〝腰用〟に、残った1個は〝サポート用〟に使用します。〝腰用〟の2個は、左の図のように、上下左右にずれないよう、ガムテープなどで固定します。

これで準備はすべて完了。あとは、28ページからの腰の簡易版・関節包内矯正のやり方に従ってください。

将来も痛みに悩まされないために

腰の簡易版・関節包内矯正を行なうのは、朝晩の2回が基本。毎日の習慣にすれば、固まったりひっかかったりしていた関節が徐々に柔軟性を取り戻し、だんだん本来の動きができるようになります。

みなさんの悩みの種の痛みやこりも、着実に軽減されていくはず。軽症段階の腰痛であれば、これだけで治ってしまう場合もあります。

また、「とりあえず、今は痛くない」という人も、予防のために腰の簡易版・関節包内矯正を行なうことをおすすめします。

普段から関節をケアすることは、年をとっ

●腰用

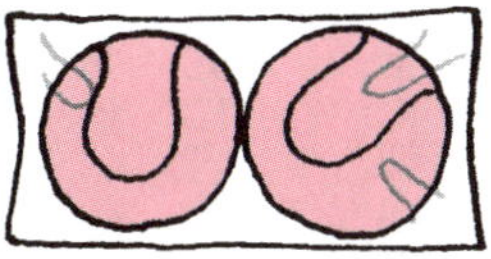

硬式テニスボール2個をぴったりくっつけて、ガムテープなどで固定する。

●サポート用

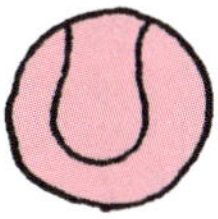

硬式テニスボール1個。仙腸関節の位置を見つけるのに使用する。

Point

使用するテニスボールは3つだけ。朝晩2回のセルフケアで体の痛みが劇的になくなる。

てからも元気に動ける体をつくるための投資のようなもの。

今のうちから腰の重要関節をやわらかくしておけば、10年後、20年後の将来、痛みで悩まされずに済むでしょう。

それに、関節が軽やかに動けば、フットワークも軽くなり、心も体もはずんでくるもの。日々の関節ケアは、より若々しい体をキープするだけでなく、その人の毎日の暮らしを充実させることにつながるものなのです。

『腰の簡易版・関節包内矯正』をやってみよう

『腰の簡易版・関節包内矯正』は、骨盤の仙腸関節をゆるめるエクササイズです。

まず、前のページでご用意いただいた〝2個のテニスボールをくっつけたもの〟をお尻の仙腸関節の位置に当てます。そして、ボールを当てたまま、畳やフローリングなどの硬くて平らな床の上に仰向《あおむ》けに寝そべってください。この際、枕は使ってはいけません。

きっと、腰と床に挟まれたボールの弾力によって、イタ気持ちいいような刺激が感じられるはず。痛すぎる場合は両ひざを曲げてもかまいません。その姿勢のままで1〜3分間リラックスしていてください。

矯正はこれで終了です。朝晩の習慣にしていれば、着実に仙腸関節がゆるみます。関節の可動域が広がってくれれば、腰椎や腰の筋肉にかかる負担が軽減され、腰の痛みやこりなどがとれてくるはずです。

なお、矯正を行なう際は、ベッドや布団の上ではなく、必ず硬い床の上で行なうようにしてください。また、やりすぎは禁物。1回の矯正は長くても3分以内、1日に行なう回数も3回以内にしてください。

それと、仙腸関節の位置を間違えないようにしましょう。仙腸関節を探すには、まずお尻の割れ目の上にある尾骨のでっぱりを見つけ、(サポート用に残してある)1個のテニスボールを尾骨に当てます。その上に2個のテニスボールをセットすれば、2個のボールが仙腸関節にピンポイントで当たる、ちょうどいい位置にくるはずです。

Point

日頃からのケアが、10年後、20年後に痛みに悩まされることを予防する。ただしやりすぎは禁物。

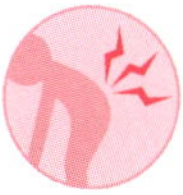

自分でできる 腰の簡易版・関節包内矯正

1 2個くっつけたテニスボールとサポート用の1個のテニスボールを用意する。

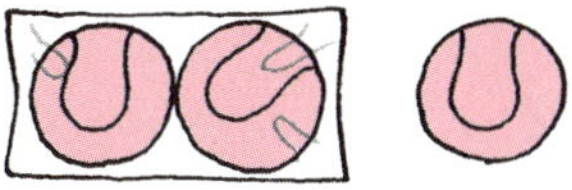

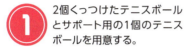

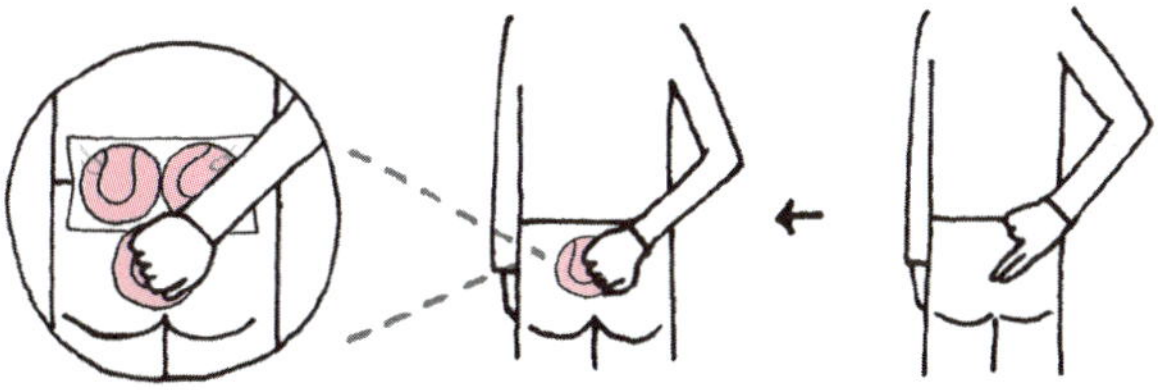

2 仙腸関節の位置を探す。まず、指先で尾骨《びこつ》の位置を探り、テニスボールを1個あてがう。その上に2個のテニスボールをセットすれば、仙腸関節に当たる。尾骨の位置に当てた1個のボールは外す。

3 畳やフローリングなど、平らで硬い床に座り、仙腸関節の位置にボールをあてがう。

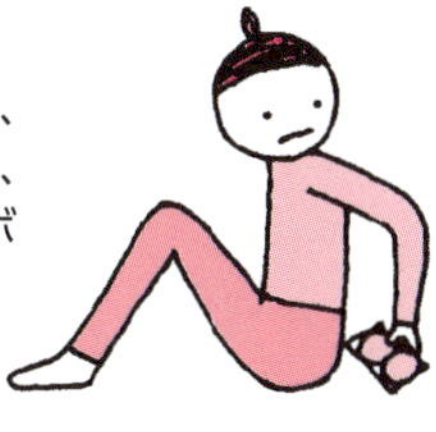

4 テニスボールの位置がずれないよう注意しながら、仰向けに。枕は使わず、リラックスして1〜3分間この姿勢をキープ。痛すぎる場合は両ひざを曲げる。

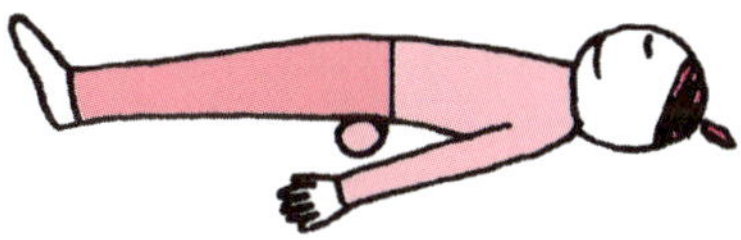

Part 2

腰痛は99%完治する

痛みの根本原因は腰椎ではなく仙腸関節にあった

腰の痛みを訴えて病院に行けば、必ずレントゲン撮影などをして腰椎の状態を調べます。腰椎や椎間板《ついかんばん》に骨折やヘルニアなどの異常がないかどうかを調べるわけです。

その際、異常が見つかれば治療対象となりますが、もし異常が見つからなければ、治療対象にさえしてもらえず、湿布薬などを渡されて帰されてしまうことになります。けれど、異常なしと診断された患者さんは、それ以降も痛みに悩まされ続けることが多い。実際、腰痛に悩む方々の約8割は、こうした『原因不明の腰痛症』であるとされています。

しかし、これではいつまでたっても腰痛は治りません。そもそも、画像検査では、腰椎や椎間板の小さな異常は映らないことが多いもの。それに、多くの病院では、腰痛の〝隠れた原因〟を見逃してしまっています。

その〝隠れた原因〟こそが仙腸関節。前の章で紹介したように、骨盤の仙腸関節は、体の重みや外からの衝撃をやわらげるクッションの役割を果たしています。この関節にひっかかりなどの異常が生じれば、クッション機能が弱まって、他の関節にてきめんに荷重負担のしわ寄せが行くことになります。

そして、この荷重負担のしわ寄せを、もっとも大きく被る羽目になるのが腰椎。過剰な負担を毎日背負わされれば、いずれ、腰の周りの筋肉や椎間板などが疲弊してしまうことでしょう。その結果、こりや痛みなどのトラブルが引き起こされるわけです。

仙腸関節を治して名コンビを復活させる

すなわち、腰痛を引き起こすそもそもの原因は、仙腸関節の機能異常にあると言っていいのです。

腰痛が起こる流れ

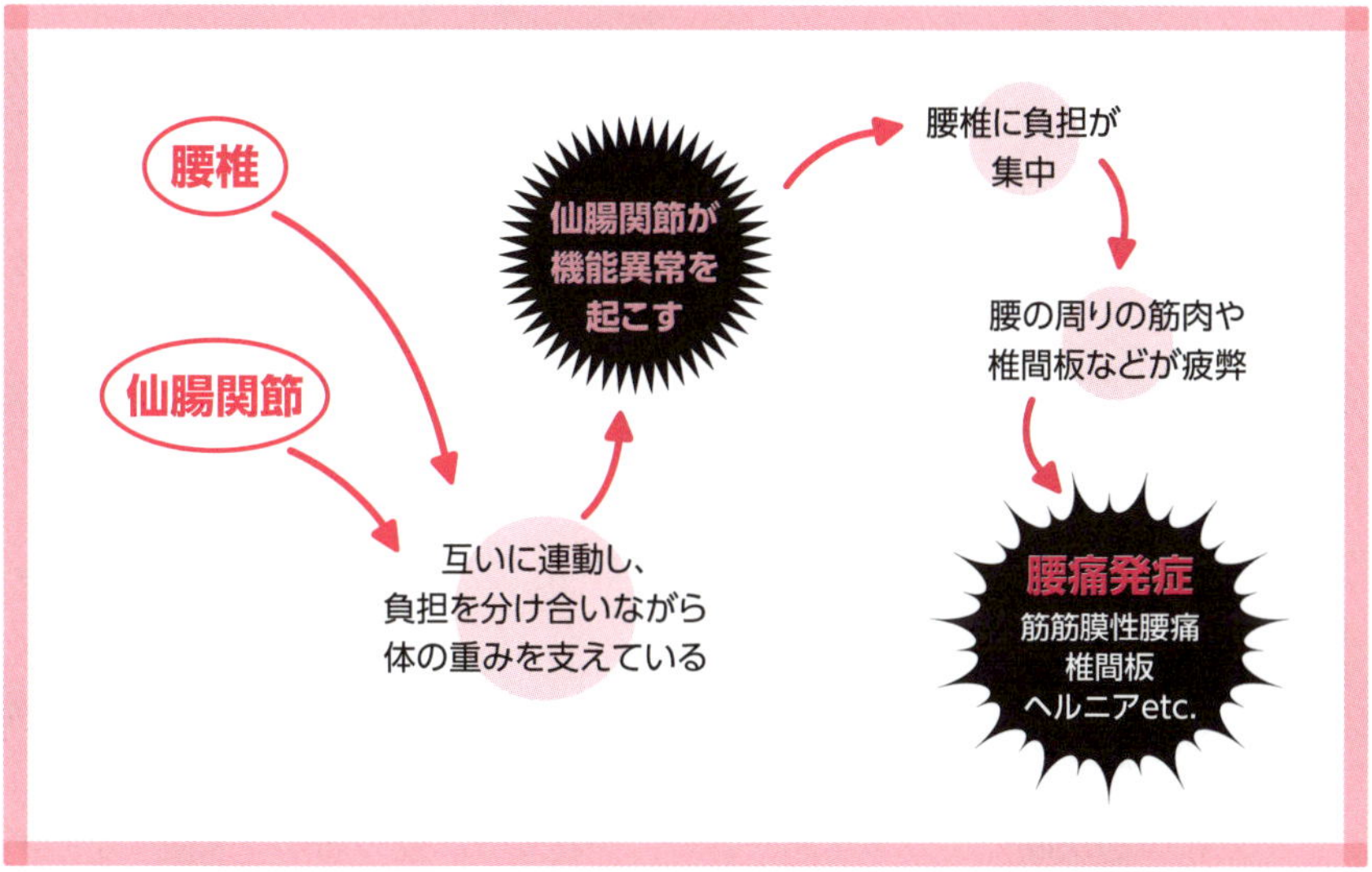

腰椎と仙腸関節は、体にかかる重みを常に共同で支えている名コンビのようなもの。コンビのうちの一方が倒れると、残ったほうにばかり負担が行くことになり、やがて残ったほうも、オーバーワークの末、痛みを訴えてダウンしてしまうことになるのです。

ですから、腰痛を治すには、早く仙腸関節の機能を回復させ、名コンビの協力態勢を復活させなければならないわけです。

Point

原因不明の腰痛は、腰椎ではなく仙腸関節に原因がある。多くの病院はこの原因を見逃してしまう。

〈前かがみが痛いタイプ〉と〈後ろに反ると痛いタイプ〉

腰痛は、〈体を前かがみにすると痛いタイプ〉と、〈体を後ろに反《そ》らせると痛いタイプ〉とに大別され、それぞれ痛みへの対処法が異なります。

まず、〈前かがみが痛いタイプ〉には、『筋《きん》筋膜性《きんまくせい》腰痛（腰の筋肉痛）』『椎間板症』『椎間板ヘルニア』が該当します。

このタイプの人には、長時間の前かがみ姿勢が習慣化していた方が少なくありません。前にも述べましたが、前かがみで座っていると、骨盤が寝て仙骨が奥へ入ってしまうため、仙腸関節がひっかかりやすくなります。ひっかかりで仙腸関節の機能が低下したために、腰椎周辺組織にしわ寄せが行き、筋肉や椎間板が疲弊してしまうわけです。最初は腰のこりや筋肉痛程度だったのが、徐々に椎間板にまで異常が及び、椎間板症や椎間板ヘルニアへ悪化していくケースが目立ちます。なお、一般にぎっくり腰と呼ばれる急性腰痛も、ほとんどがこのタイプです。

一方の〈後ろに反ると痛いタイプ〉は、『腰椎分離症』『腰椎すべり症』『脊柱管《せきちゅうかん》狭《きょう》窄症《さくしょう》』などが該当します。前者とは反対に、腰を伸ばしたり反ったりすると痛むのです。これらは腰椎の一部を疲労骨折したり、脊柱管という神経の管が狭くなったりすることで起こりますが、その問題発生の背景には、やはり仙腸関節の機能異常が大きく影響しています。

さらに、この他にも、自律神経失調症やストレスが原因の腰痛、内科的疾患が原因の腰痛、骨粗しょう症が原因の腰痛などがあります。

Point

「前かがみが痛い」腰痛、「後ろに反ると痛い」腰痛、それぞれ違った対処法がある。

腰痛の種類

前かがみが痛いタイプ

重心が前にかかりすぎてトラブルが生じる

筋筋膜性腰痛 ▶ 椎間板症 ▶ 椎間板ヘルニア

後ろに反ると痛いタイプ

重心が後ろにかかりすぎてトラブルが生じる

若年性腰椎分離症・すべり症 ▶ 老人性変性腰椎分離症・すべり症 ▶ 脊柱管狭窄症

その他のタイプ

- 内科的疾患が原因の腰痛
- 骨粗しょう症による腰椎圧迫骨折
- 自律神経失調症などの心身症、精神的ストレスが原因の腰痛
- 変形性股関節症

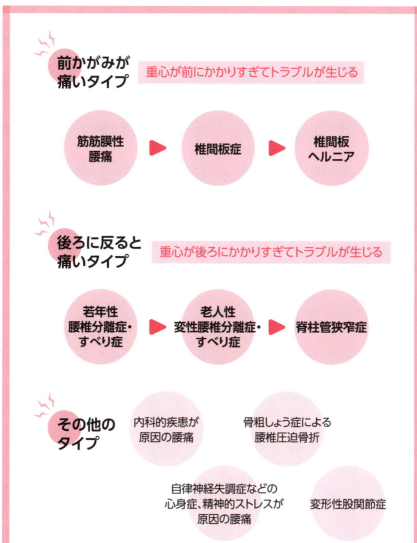

『デスクワーク腰痛』には早めに手を打っておこう

腰痛の〝入り口〟としてほとんどの人が経験しているのが、『筋筋膜性腰痛』。すなわち、腰や背中のこりや張り。思わず腰をトントンと叩きたくなるような軽い痛みです。

筋筋膜性腰痛は、脊柱起立筋をはじめとした腰回りの筋肉の累積疲労によって起こります。ただ、その累積疲労の原因は、前かがみなどの習慣によって、仙腸関節の動きが悪くなり、腰回りの筋肉に多大な荷重負担がかかるようになったためです。とりわけ、近年はパソコン作業を中心としたデスクワークをする人に増えていて、『デスクワーク腰痛』という呼び方をされる場合もあります。

左の図のように、椅子に座って仕事をしているときは、腰椎の椎間板に通常の1・5倍の重圧がかかります。しかも、前かがみの姿勢になると、1・85倍もの重圧がかかることになるのです。毎日長時間座り続けてこうした負担をかけていれば、腰の筋肉に疲労がたまってしまうのも当然のことでしょう。

筋筋膜性腰痛を甘く見てはいけません。こりや痛みを放置していたら、どんどん疲労が積み重なり、やがて腰椎や椎間板にまでトラブルが波及してしまいます。

とにかく、筋筋膜性腰痛は、症状を進ませないよう、対策を徹底することが肝心。座って仕事をする機会が多い人は、少なくとも30分に1回は休憩を挟み、腰を伸ばすようにしてください。また、できるだけ背すじを伸ばしたよい姿勢をとり、少しでも腰の筋肉に疲れをためないように心がけましょう。

Point

ちょっとした姿勢の違いが、腰の筋肉に疲労をためてしまう。30分に1回は姿勢を変えよう。

腰の椎間板にかかる重圧

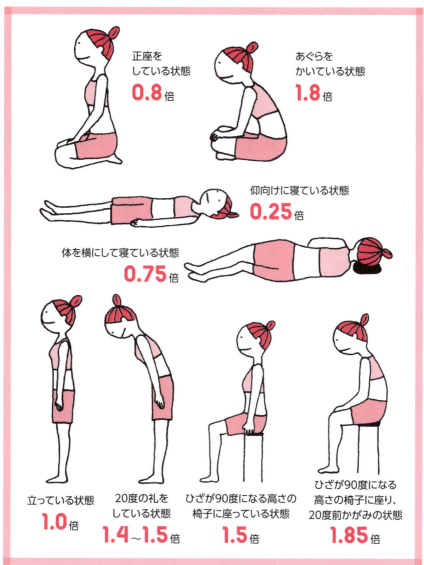

レントゲンに写らない『椎間板症』はヘルニアの前段階

『椎間板症』は、『椎間板ヘルニア』の前段階症状に相当します。

腰椎の椎間板は、20歳を過ぎたころから徐々に水分や弾力性が失われていきます。とりわけ、椎間板にかかる重圧が大きいと、そのスピードが速まって、荷重や衝撃に対する耐久力が低下していってしまうものなのです。だから、日頃から前かがみの姿勢をとっていたり、仙腸関節にひっかかりがあったりすれば、当然椎間板にかかるプレッシャーは大きくなり、椎間板はその重い負担にじっと耐えながら、日に日に力を弱めていくことになってしまいます。

椎間板症は、その負担に椎間板がとうとう持ちこたえられなくなって、椎間板内部の髄《ずい》核《かく》がつぶれてしまった状態なのです。これがいっそう進み、つぶれた髄核が外へはみ出してしまうと、椎間板ヘルニアと呼ばれるようになるわけです。

ただ、椎間板症の段階は、レントゲン撮影でははっきりと捉《とら》えられにくく、病院で「異常なし」と診断されてしまう場合も少なくありません。このため、『病院に行っても原因がわからない腰痛』を抱えている人は、椎間板症であるケースがたいへん多いのです。

いずれにしても、椎間板症を放っておいたら、ヘルニアになってしまうのは時間の問題です。椎間板ヘルニアと同様、『腰の関節包内矯正』を行なったり、『腰反らし体操』(後述)を行なったりして、積極的に治療に取り組んでいく必要があります。

Point

「椎間板症」は病院でも異常なしと診断されることが多い。痛みが出たら積極的に治療に取り組む。

椎間板の構造

●正常な椎間板

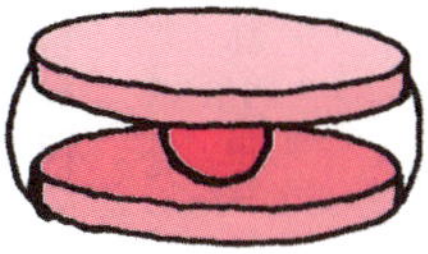

椎体と椎間板はボールと円盤のような関係で前後左右に自由に転がり動く。

後ろのストッパーが前後の動きを制限している。

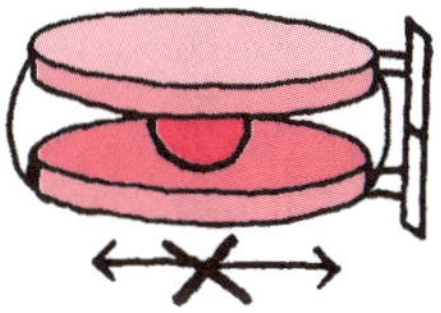

●椎間板症（髄核の破裂）

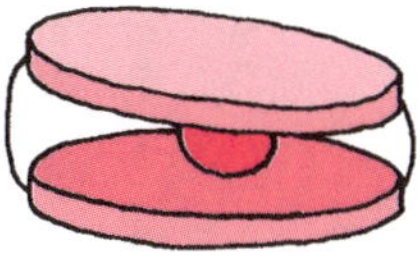

通常はこの程度の角度までしか動かないが……。

髄核がつぶれると、大きな角度で動くようになる。

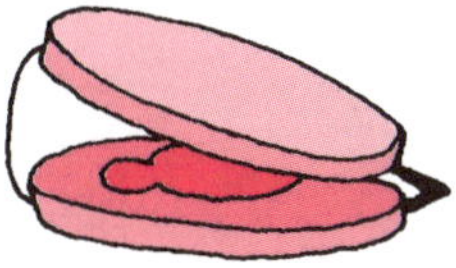

●ヘルニア（椎間板ヘルニア）

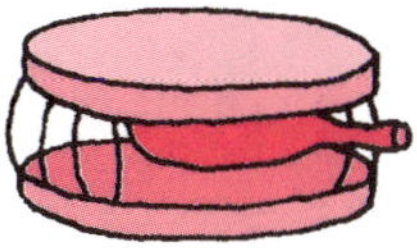

髄核は線維輪を破り外に脱出する。これを椎間板ヘルニアという。

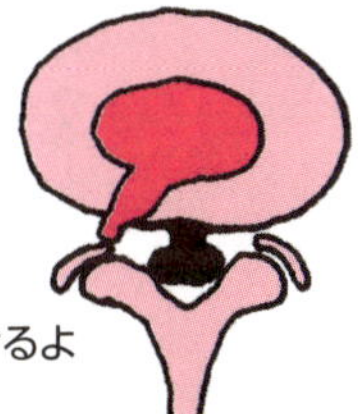

ヘルニアは通常、後縦靭帯を避けるように、右か左に出ることが多い。

『椎間板ヘルニア』は仙腸関節を治せば自然に引っ込む

腰椎の『椎間板ヘルニア』に悩む人は、全国に120万人もいるとされています。

その大きな特徴は、咳やくしゃみをするとズキンと響くような激しい腰の痛み。お尻や足にしびれや痛みなどの症状を伴う場合もあります。

こうした症状が起こる理由は、大きな荷重負担に持ちこたえられなくなってはみ出した椎間板の髄核が、脊髄の神経に触れるため。脊髄から出た神経は、腰だけでなく足方面にも長く伸びているために、お尻や足にも症状が現れるのです。

このため、下半身のどの辺りにしびれや痛みが出るかで、どの腰椎が故障しているかを、おおよそ見当づけることが可能です。また、一般の方でも、椎間板ヘルニアかどうかは、『SLRテスト』と呼ばれる左の図のような方法で簡単にチェックすることができます。

とにかく、椎間板ヘルニアの症状は、ときとして日常生活に支障が及ぶほどにつらいもの。長年症状を引きずっている人や、再発を繰り返す人も少なくありません。おそらく、ヘルニアを切る手術を経験された方や手術を検討された方も多いはずです。

ただ、みなさんは、ヘルニアは手術をしなくても治ることをご存じでしょうか。

じつは、腰椎の椎間板からはみ出たヘルニアは、骨盤の仙腸関節を正常化しさえすれば、自然に引っ込んでいくもの。すなわち、手術をしなくとも、関節包内矯正を施すことによって治すことができるのです。

椎間板をプレッシャーから解放する

どうしてヘルニアが自然に引っ込むのか、そのメカニズムを説明しておきましょう。

SLRテスト

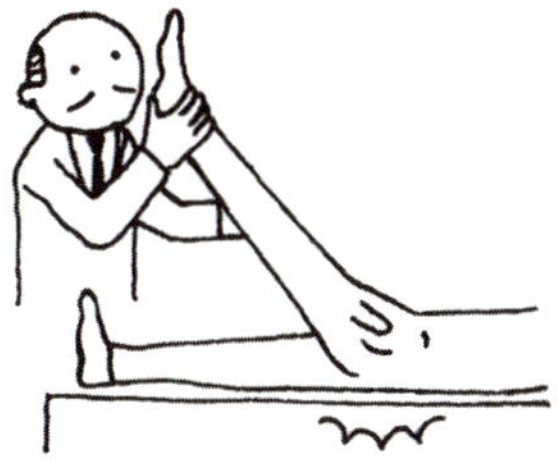

1 患者さんに寝てもらい、まっすぐにした足全体を上げていく。ヘルニアの場合、60度くらい上げた時点でお尻に痛みやしびれが生じることが多い。

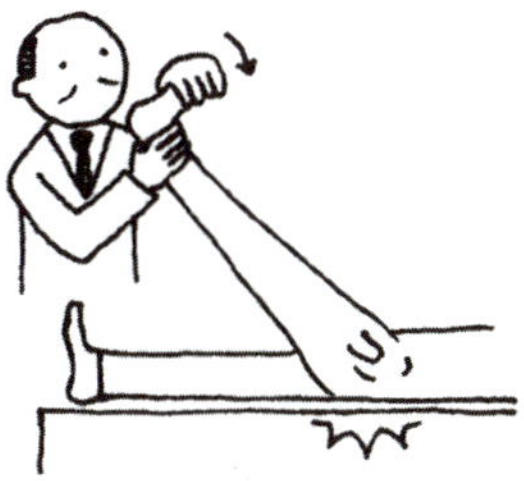

2 60度くらいに上げた患者さんの足首を甲側に曲げると、やはりお尻に痛みやしびれが生じる。これもヘルニアの特徴。

そもそも、椎間板ヘルニアは、仙腸関節がきちんと機能せず、椎間板ばかりに大きな負担がかかった結果、はみ出てきてしまうもの。それならば、仙腸関節の機能をちゃんと復活させて、椎間板のヘルニア部分にできるだけ圧力がかからないように調整してあげればいい。そうすれば、プレッシャーから解き放たれた椎間板の髄核は、元の鞘《さや》に収まるように引っ込んでいくのです。

たとえば、腰椎の〝左斜め後方〟にヘルニアが出てしまった人は、多くの場合、体の荷重を左前寄りにかけるクセがついてしまっています。いつも椎間板の〝左斜め前方〟に重圧がかかっていたために、左斜め後方へ髄核がはみ出てしまったわけです。

この場合は、仙腸関節のひっかかりをとって動きをよくしたうえで、微妙に仙骨をずらし、〝左斜め前方〟の反対側、すなわち、椎間板の〝右斜め後方〟に荷重が乗るように調整してあげるわけです。すると、椎間板の〝左斜め前方〟にかかっていたプレッシャーがなくなって、はみ出ていた部分が自動的に内側へ吸い込まれていくのです。もちろん、これにより脊髄の神経に触れていたヘルニア部分が離れることになります。

ヘルニアは、神経に触れない限り、痛みやしびれをもたらすことはありません。ですから、関節包内矯正で仙腸関節を調整すれば、それまでの痛みやしびれが消えていくということになるわけです。

荷重負担の〝逃げ道〟ができる

また、関節包内矯正で仙腸関節の動きがよくなると、それまで腰椎にかかっていた負担の多くを仙腸関節がカバーできることになります。これは、荷重負担を逃がす通り道ができたようなもの。腰椎へのプレッシャーは、以前よりもグッと少なくなりますから、再発することもなくなるのです。

なお、こうした効果は、腰の簡易版の関節包内矯正でも、ある程度までは上げることが可能です。さらに、次のページで紹介するような習慣や体操を組み合わせれば、より効果も高まることでしょう。ぜひ、日々実践して、痛みを撃退するようにしてください。

Point

椎間板にかかっている圧力をなくせば、椎間板は自然と元通りになる。

ヘルニアが引っ込むプロセス

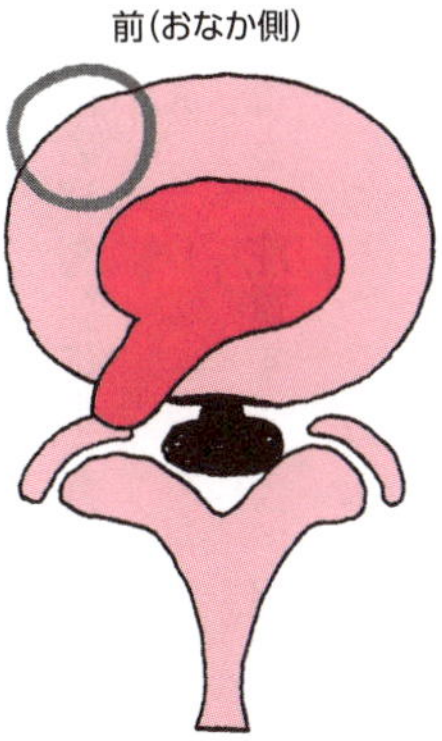

**●左斜め後方に
ヘルニアがある状態**

◯のポイントに体重をかける
クセがついている。

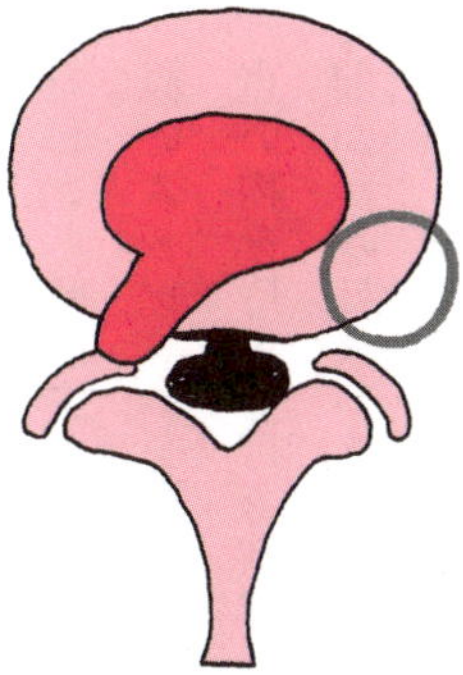

●関節包内矯正

仙腸関節を動かしたうえで、
◯のポイント(右斜め後方)に
体重がかかるようシフトする。

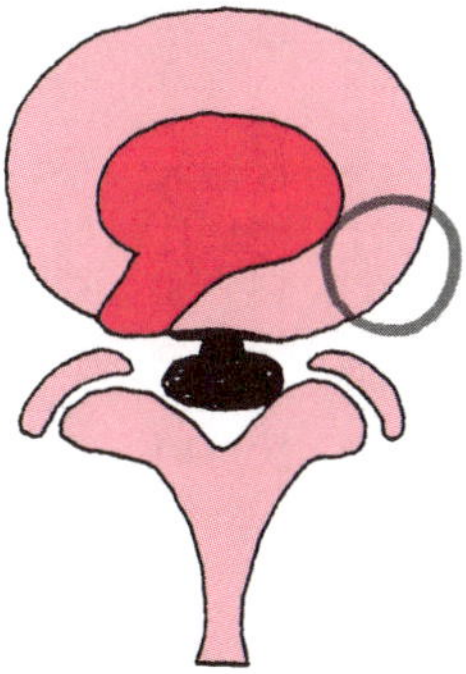

左斜め前方のプレッシャーがなく
なって、ヘルニアが少しずつ引っ込
んでいく。ヘルニアが神経から離
れて、痛みやしびれが引いていく。

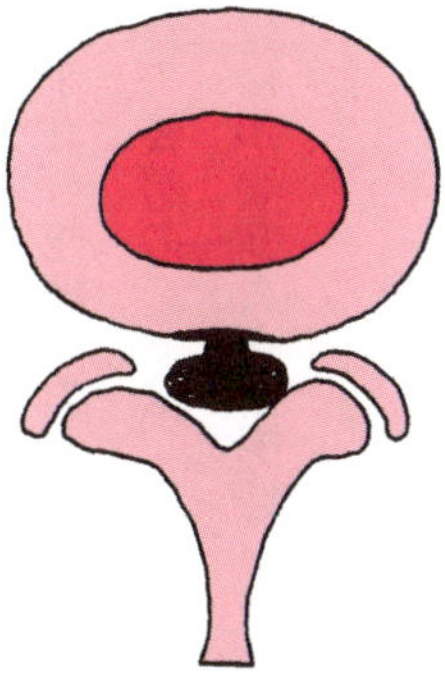

ヘルニアが完全に髄核に戻り、
痛みも解消。正常な椎間板に。

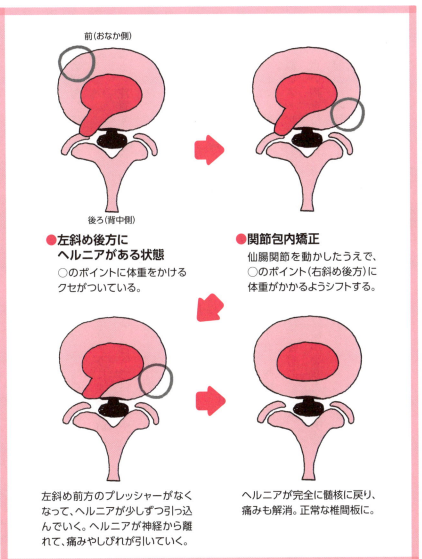

〈前かがみが痛い腰痛〉の人におすすめの生活のひと工夫

椎間板ヘルニア、椎間板症、筋筋膜性腰痛など、前かがみになると痛いタイプの腰痛の方は、椎間板に余計な負担をかけすぎないよう〝普段の姿勢〟に十分気をつけなくてはなりません。

なかでも、注意すべきは〝同じ姿勢を長時間続けないこと〟です。立ちっぱなしや座りっぱなしは、椎間板の特定部に圧力をかけ続けることになります。しかも、上体を前にかがめた姿勢を続けたりすれば、椎間板にかかる負担はさらに大きくなります。どんなときも背すじをピンと伸ばすように心がけ、30分に一度、軽いストレッチを習慣にしましょう。

また、重い物を持ち上げる際、ひざを伸ばしたまま前かがみになって持ち上げるのは禁物。これでは、腰椎にもろに荷重負担がかかってしまい、急性腰痛（ぎっくり腰）の大きな原因になります。物を持ち上げる際は、必ず一度しゃがんでから、背すじをまっすぐにしたまま、荷物を体にひきつけて持ち上げるようにしてください。

さらに、日常のちょっとしたシーンにも気を遣うようにするといいでしょう。例を挙げれば、台所で料理や洗い物をするときに、前かがみを避けて背すじを伸ばす。入浴時シャンプーをする際に、高めの椅子を使って体を曲げずに背すじを伸ばす。買い物をしたときの袋や荷物は、片方の手にたくさん持たず、なるべく左右均等の重さにして持つ――。

いずれも些細《ささい》なことですが、こうした生活動作の姿勢のクセは、日々積み重なると、椎間板にかなり大きな影響を与えることになるのです。

椎間板を甘えさせてはいけない

もっとも、「椎間板に負担をかけないようにしよう」と、あまりにラクをしすぎるのもいけません。

たとえば、長い時間やわらかいソファの上で過ごしたり、一日中リビングで横になってゴロゴロしていたりすると、かえって腰痛が悪化してしまうことがあります。椎間板の健康を保つには、甘えた環境に慣れさせるよりも、適度に厳しい環境下で仕事をさせるほうがいいのです。

そして、そのために何より大切なのが、よく歩く習慣。通勤時、駅から家まで歩いたり、近所のスーパーへ歩いて行ったり、できるだけ、まめに歩くように心がけるといいでしょう。その際、重心を後ろにかけ、ゆっくり歩くようにしましょう。私は、前かがみが痛い慢性腰痛の患者さんに対しては、1日20分でいいから、ウォーキングをする機会を持つようにおすすめしています。

それと、前かがみが痛い腰痛の人は、夜、硬めの布団で寝て、寝返りをたくさん打つようにするといいでしょう。そうすると、寝返りを打つたびに〝自然の整体〟のような効果が期待でき、椎間板にいい刺激になるのです。逆に、ふかふかで体が沈み込んでしまうような布団やベッドは、このタイプの腰痛の方にはあまりおすすめできません。

Point

同じ姿勢を長時間しないことが大切。30分に一度、軽いストレッチを心がける。

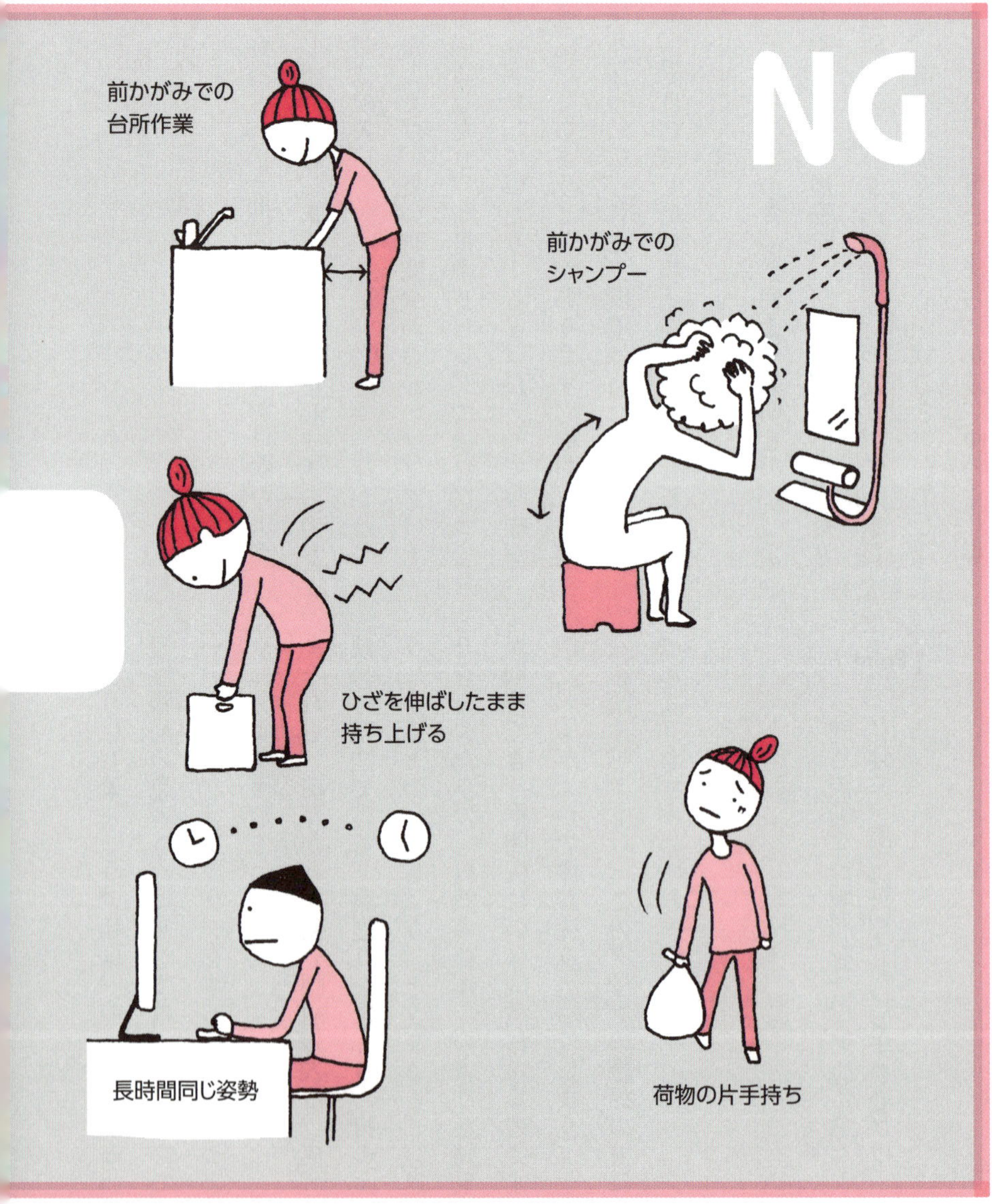
NG
前かがみでの
台所作業
前かがみでの
シャンプー
ひざを伸ばしたまま
持ち上げる
長時間同じ姿勢
荷物の片手持ち

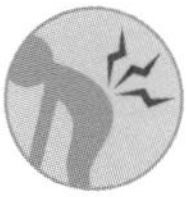

「前かがみが痛いタイプ」の人が日常気をつけること

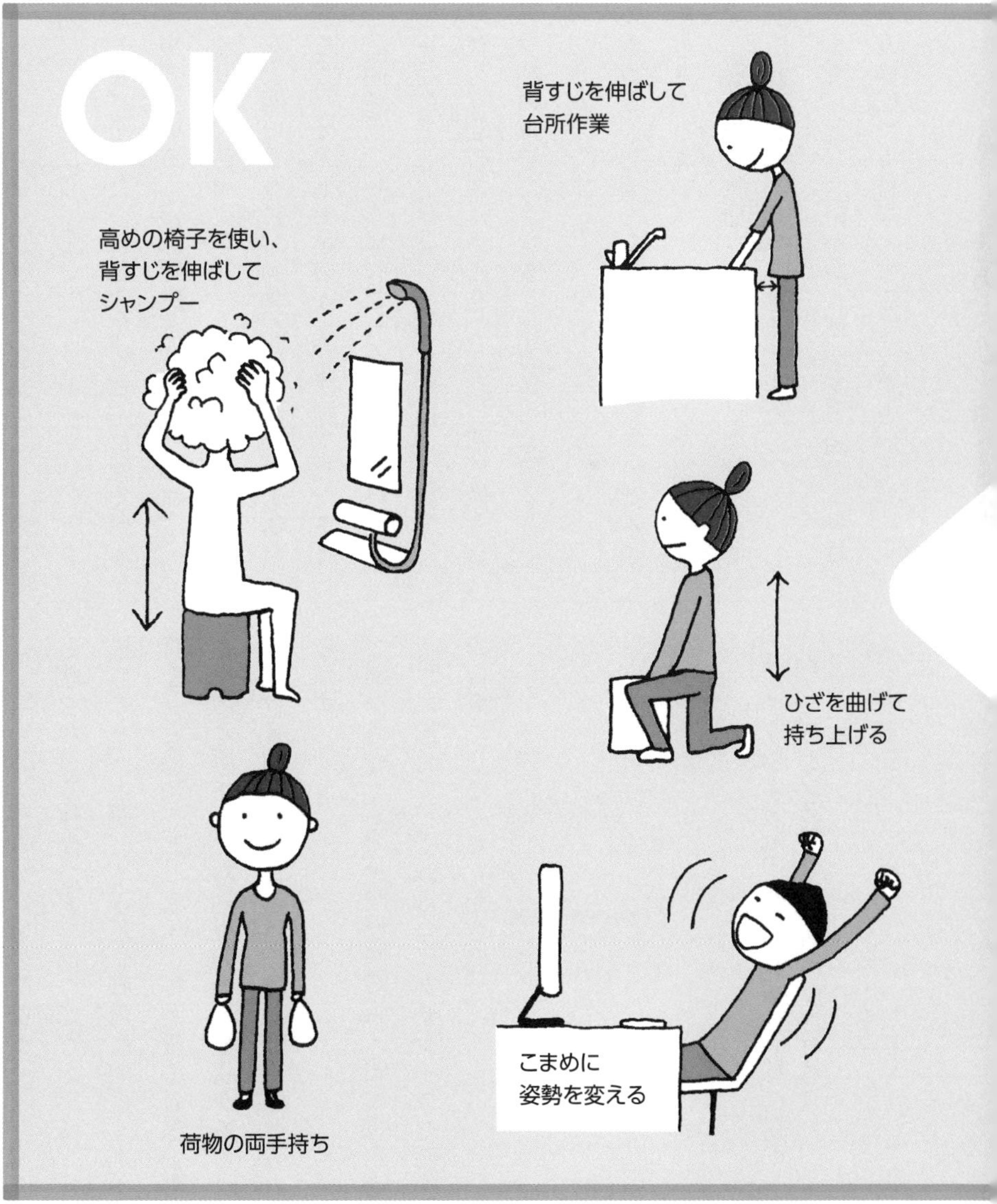
OK
背すじを伸ばして
台所作業
高めの椅子を使い、
背すじを伸ばして
シャンプー
ひざを曲げて
持ち上げる
荷物の両手持ち
こまめに
姿勢を変える

〈前かがみが痛い腰痛〉の人は『腰反らし体操』を習慣に

前かがみが痛いタイプの腰痛の人は、意識的に〝体を反らす動き〟をするのがいいとされます。そのために私が患者さんに強くおすすめしているのが『腰反らし体操』です。

やり方は簡単。

左上図のように、両手を床について上体を起こし、オットセイのような格好をしたまま1分間キープします。これを2～3回繰り返してみてください。これによって、脊柱起立筋《せきちゅうきりつきん》の張りやこりがとれ、前に傾きがちな体の重心バランスを後方に引き戻すことができるのです。

きっと、やってみれば、腰や背中のだるさや重さがとれて、すっきりするのを感じるはず。筋筋膜性腰痛なら、これだけで解消してしまうことも珍しくありません。

また、もし余裕があれば、左下図の『腰ねじり体操』も行なってみてください。

こちらは、横向きに寝た姿勢から上半身ごと腰をねじる体操です。痛むほうを上にして横になり、上側にくる足を直角に曲げ、上半身を反対側にひねります。椎間板や骨盤の動きを取り戻すのにも効果的で、症状があるほうだけ3回ずつ行なえば、腰が軽く感じられるはず。

ぜひみなさん、『腰の簡易版・関節包内矯正』に加えて、これらのエクササイズを朝晩の習慣にしてみてください。

Point

1日1分間の腰反らせ体操で体の重心バランスが後ろに引き戻される。

腰反らし体操

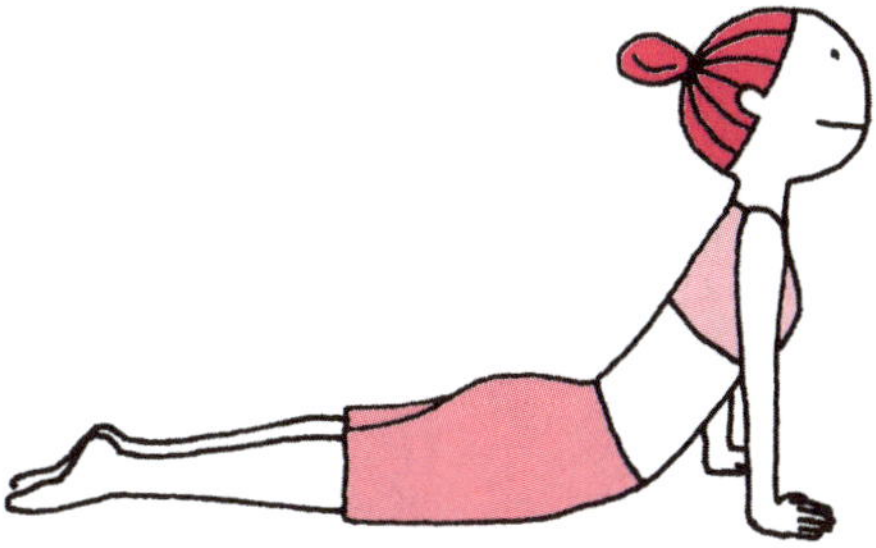

うつぶせになり、両手を床について上体を起こす。この姿勢を1分間キープする。はじめのうちは痛みを伴うかもしれないが、起床後や就寝前、朝晩2～3回ずつ行なうといい。

腰ねじり体操

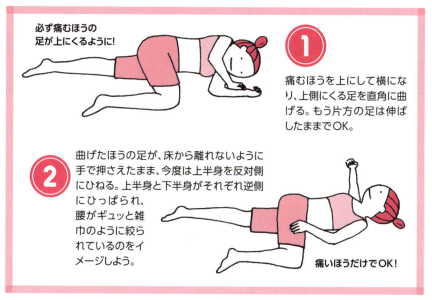

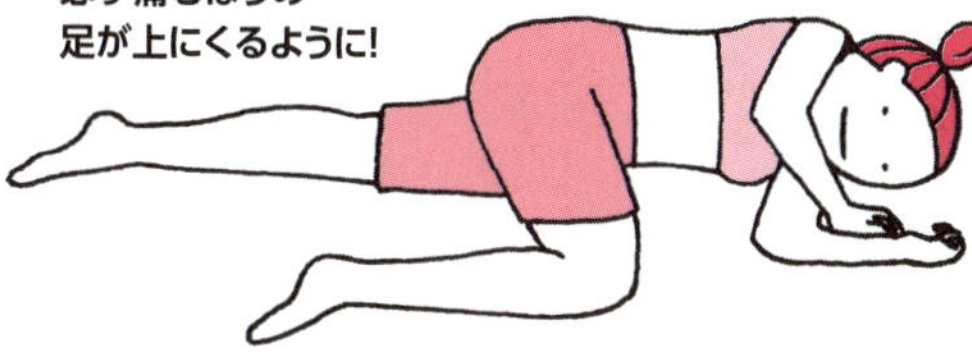
必ず痛むほうの
足が上にくるように!

1

痛むほうを上にして横になり、上側にくる足を直角に曲げる。もう片方の足は伸ばしたままでOK。

2

曲げたほうの足が、床から離れないように手で押さえたまま、今度は上半身を反対側にひねる。上半身と下半身がそれぞれ逆側にひっぱられ、腰がギュッと雑巾のように絞られているのをイメージしよう。

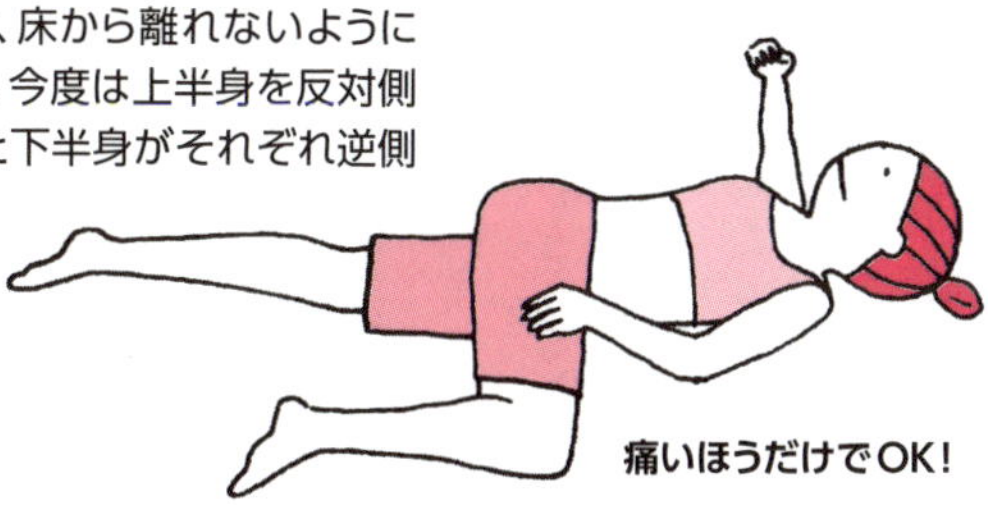
痛いほうだけでOK!

『腰椎分離症・すべり症』は初期の対応が肝心

それでは、〈体を後ろに反ると痛いタイプ〉の説明に移ることにしましょう。

『腰椎分離症・すべり症』は、体を反らせると腰の真ん中の骨が痛く、お尻の筋肉も痛いのが特徴。朝起きたときなど動きはじめに痛むことが多く、とくに仕事や家事、運動などで疲れた際に痛みが増す傾向があります。

痛みの原因は、腰椎後方の突起の疲労骨折。腰椎に疲労負担が蓄積したり、無理な動きが加わったりしたために、この部分の骨が割れたりずれたりしてしまうわけです。

このため、腰椎分離症・すべり症は、スポーツを行なう人にたいへん目立ちます。背中を大きく反らせた際に〝腰椎の後ろ部分〟に無理な力が加わって、骨折してしまうことが多いのです。とりわけ、バレーボールのアタックやバドミントンのスマッシュ、野球のキャッチャーの二塁けん制、フィギュアスケートの〝イナバウアー〟など、瞬間的に体を激しく反らせる動きは要注意。子供が部活動などで痛めるケースもしばしばですし、若いころスポーツをしていた人が、中年を過ぎたころになって発症するケースもあります。

仙腸関節のクッション機能回復がカギ

なお、腰椎分離症・すべり症は、初期の対応が肝心。早めにコルセットを装着し、しっかり骨を固める必要があります。痛みをがまんして練習を続けたり、骨が固まりきらないうちに練習に復帰したりすると、てきめんに症状を悪化させてしまうのです。

また、腰椎に疲れがたまったり、疲労骨折しやすくなったりする背景には、仙腸関節の異常が大きく関係しています。骨盤のクッション機能がちゃんと働いていなければ、腰椎

腰椎分離症と腰椎すべり症

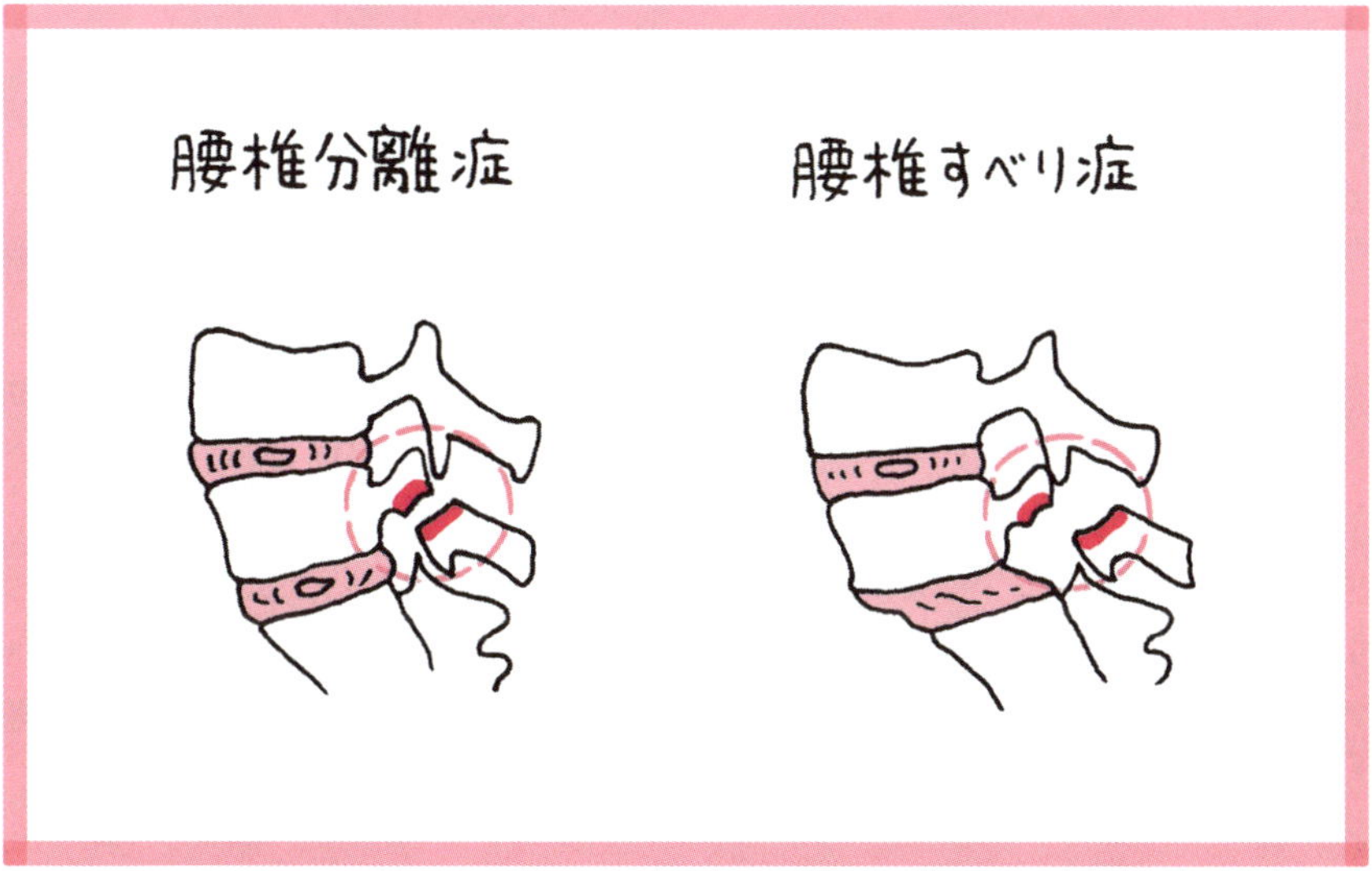

に衝撃が加わりやすくなるのも当然のことだと言えるでしょう。

ですから、仙腸関節に関節包内矯正を行なって機能を回復すると、痛みなどの症状が大きく軽減します。また、骨盤のクッション機能が回復すれば、腰椎の衝撃耐久力も大きくアップ。仙腸関節になめらかな動きを取り戻すことは、結果的に腰椎分離症・すべり症を予防することにもつながるのです。

Point

「腰椎分離症・すべり症」は、無理は禁物。早めの対処が吉。

つらい『脊柱管狭窄症』の痛みも大きく改善することができる

〈前かがみ腰痛〉の代表が『椎間板ヘルニア』なら、〈後ろ反り腰痛〉の代表は、『脊柱管狭窄症』です。

脊柱管狭窄症は、脊柱管という背骨の内側の管が狭くなり、その中を通る神経が圧迫されることによって起こる、中高年に多い腰痛です。とくに腰の痛みと足のしびれがひどく、『間歇性跛行《かんけつせいはこう》』と呼ばれる特徴的症状が見られます。

これは、歩きはじめて数分もすると、足腰の痛みやしびれで歩けなくなってしまい、少し休むと、また歩けるようになる症状。とくに背すじを伸ばして歩くのがつらく、背を丸めて歩くのは比較的ラクに感じられます。こうした症状は、夕方や天気が崩れそうなときに強まる傾向があります。

なりやすいのは、俳優さんやモデルさんなど、日頃から背すじを伸ばしていなければならない職業の人。もともと腰椎分離症・すべり症を患っていた人が脊柱管狭窄症に移行するケースも少なくありません。若いころから腰痛を引きずってきた人がなりやすい傾向も見られます。

体重が前にかかるよう仙骨を調整

脊柱管狭窄症の症状を改善するには、関節包内矯正がたいへん有効です。

仙腸関節の機能を回復して動きをよくすると、脊柱管の圧迫が緩和されて痛みが軽減するのです。また、それと同時に仙骨の角度を調整して、体重を体の前のほうにかかるようにシフトします。そもそも脊柱管狭窄症は、前傾姿勢をとって体重を前寄りにかけていれば、あまり痛みを感じないもの。だから、痛みやつらさを大幅に改善することが可能にな

脊柱管狭窄症のしくみ

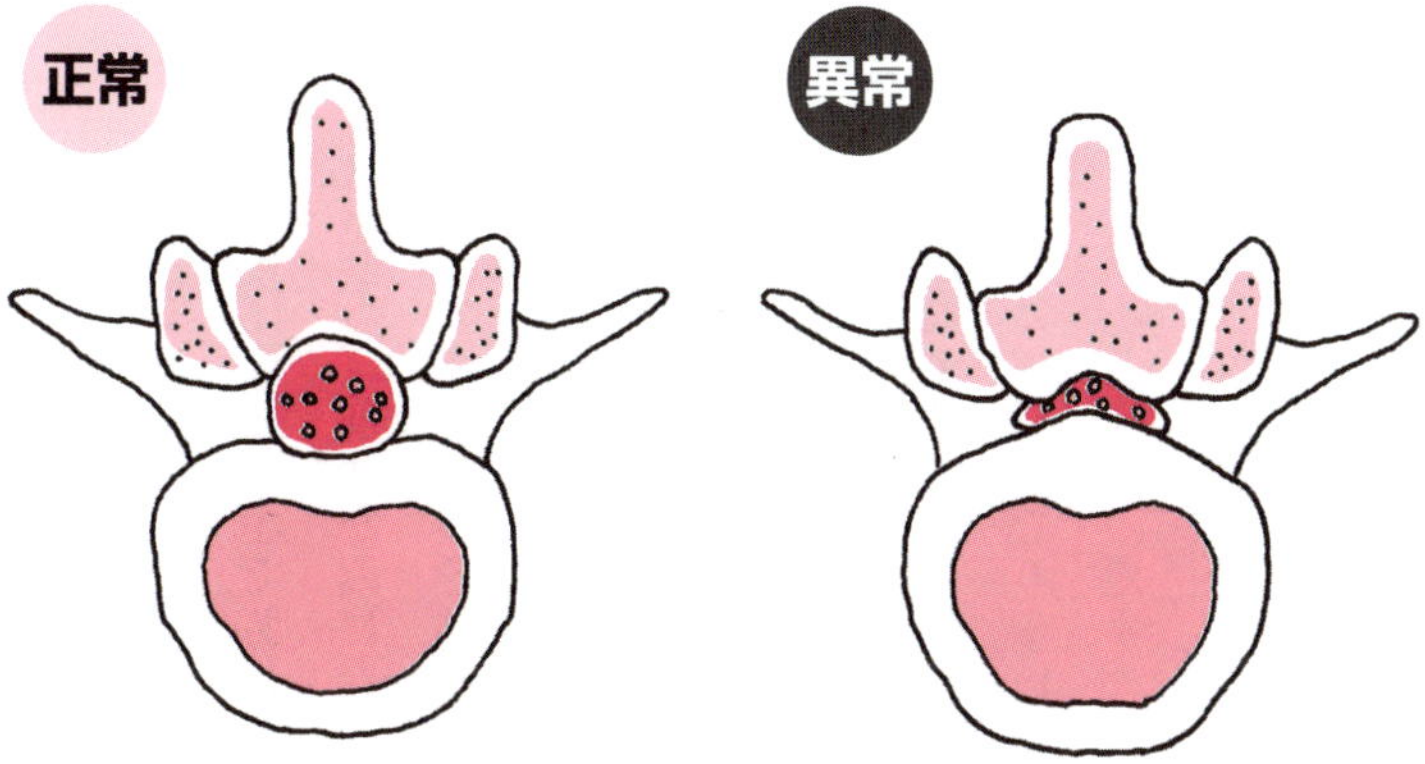

脊柱管が狭くなることで、管の中を通っている神経が刺激され、痛みが現れる。

るわけです。

脊柱管狭窄症の治療では、手術という選択肢もあります。しかし、この手術は、全身麻酔で背中を切開し、腰椎を削って脊柱管を広げていくという大手術。しかも、手術をしても、痛みやしびれが残る場合があります。やはり、脊柱管狭窄症の悩みを解消するには、関節包内矯正というアプローチを選ぶほうが賢明なのではないでしょうか。

Point

「脊柱管狭窄症」は前に体重がかかると痛みがなくなる。関節包内矯正で仙骨の調整を。

〈後ろに反ると痛い腰痛〉の人におすすめの生活のひと工夫

『脊柱管狭窄症』『腰椎分離症・すべり症』など、体を後ろに反ると痛いタイプの腰痛の方は、自分にとっての〝痛くないポイント〟をうまく探し当てることが大切です。

たとえば、脊柱管狭窄症であれば、背を伸ばして歩くよりも、前かがみになって歩くほうがずっとラクですし、体を前傾させて乗る自転車もラクに感じられます。前かがみになると、脊柱管を通っている神経に対する圧迫が少なくなるため、それほど痛みやしびれを感じずに行動することができるのです。

ですから、腰をあまり反らしすぎず、体重を前のほうにかけて立ったり歩いたりする姿勢のクセをつけるといいのです。関節包内矯正を行なったうえで、重心をかけるコツやポイントがつかめてくると、痛みを恐れずに歩けるようになり、行動半径や生活の幅が大きく広がるはずです。

それに、痛いからといって、歩いたり外出したりするのを億劫《おっくう》がっていると、体の血液の巡りが悪くなったり筋肉が衰えたりして、状態が悪化してしまうことになりかねません。できるだけ自分の足で歩き、外の空気を吸う心がけが必要です。

私は、脊柱管狭窄症の患者さん方には、1日に20分程度の散歩を習慣にすることをおすすめしています。歩くスピードはゆっくりで構いません。また、痛みやしびれがひどいときは、自転車に乗っても、カートを押しても構いません。「出歩くことによって治していく」というつもりで、積極的に外に出るようにするといいでしょう。

冷え対策は季節を問わず万全に

なお、脊柱管狭窄症や腰椎分離症・すべり

症は、体が冷えるとてきめんに悪化します。腰はもちろん、全身を冷やさないよう、しっかりガードするようにしてください。

そして、毎日ゆっくりお風呂で温まるようにしましょう。痛みがひどいときは、1日2回入浴するのもＯＫ。

とにかく、体は冷やさずに常に温めておくこと。これは、脊柱管狭窄症や腰椎分離症・すべり症の人だけに限らず、腰や他の関節に痛みを抱えるすべての人に共通して守っていただきたい生活の基本です。冬だけでなく、夏の冷房にも要注意。季節を問わず、冷えへの対策を怠らないようにし、カイロや温湿布を貼るなどして温めましょう。その際、腰痛の人は、痛む側の腰・お尻・ひざの外側の3か所に貼るようにしてください。

それと、温かい布団でぐっすり眠ることも大切。ただ、〈前かがみ腰痛〉は硬めの布団がいいのに対して、〈後ろ反り腰痛〉の場合はややややわらかめの布団で寝るほうが適しています。

このタイプの腰痛は、原因が疲労骨折や脊柱管の圧迫であるため、布団に患部を包み込むようなややわらかさがあるほうがいいのです。さらに、患部を刺激しないよう、なるべく寝返りを控え、横向きに体を丸める姿勢で寝るようにするといいでしょう。

Point

痛いからといって、安静にしない。むしろ動かして治す。

●普段から意識すること

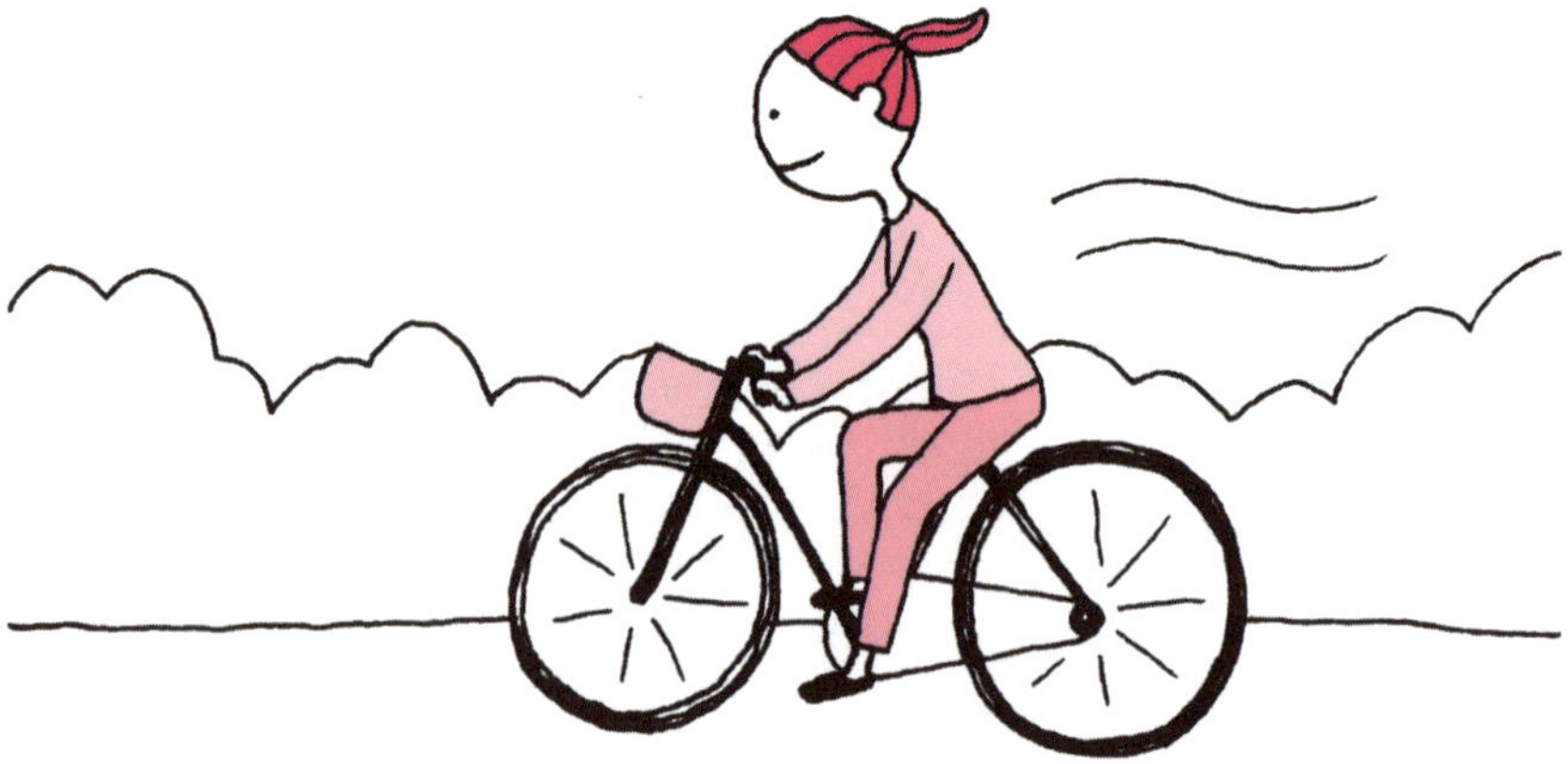

移動がつらいときは自転車に乗る

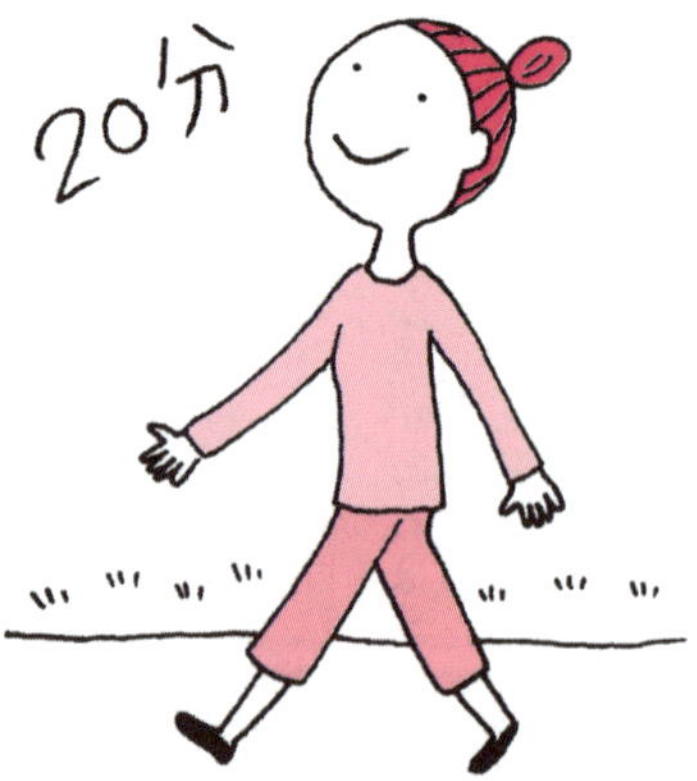

1日20分の散歩

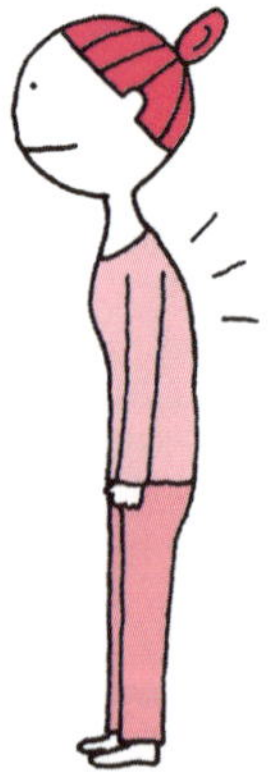

やや背中を丸める

「後ろに反ると痛いタイプ」の人が日常気をつけること

●冷え対策をする

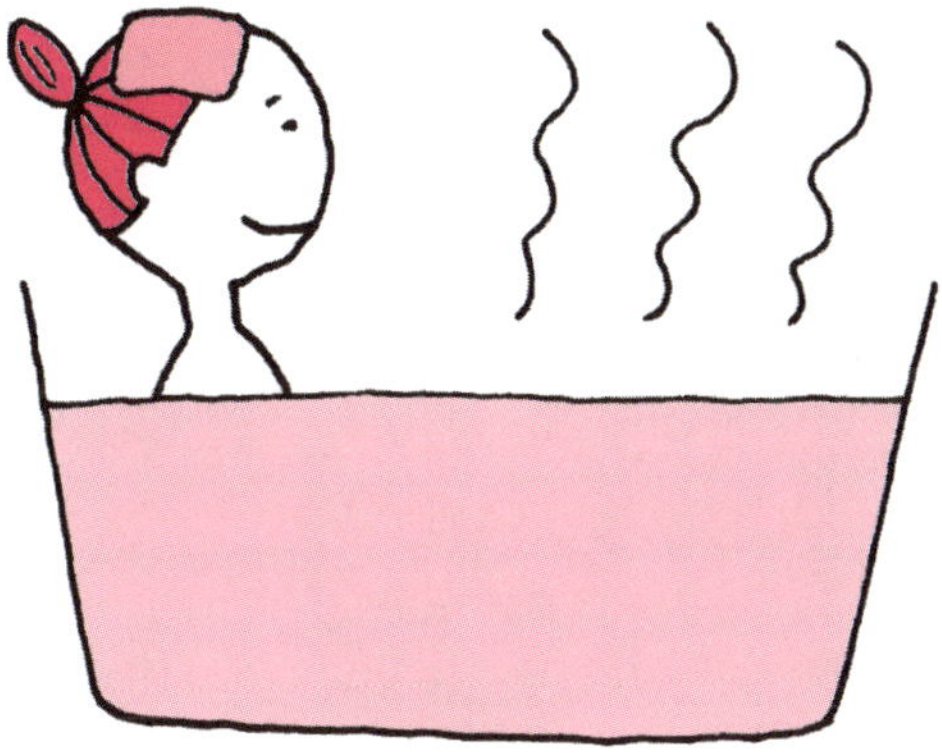

1日2回の入浴

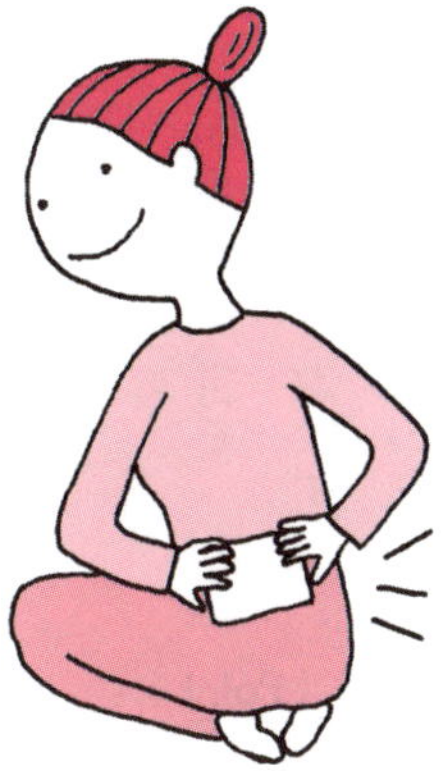

カイロで温める

●布団の選び方

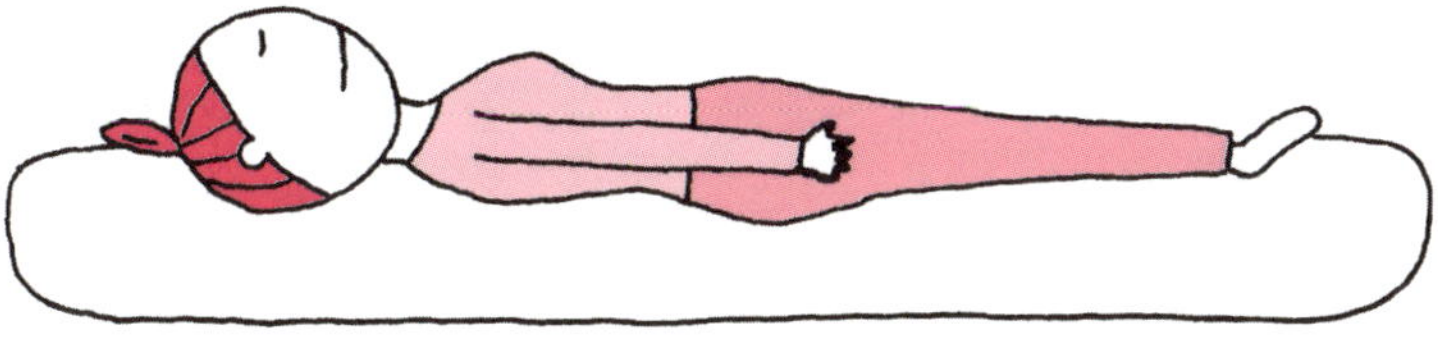

やや、やわらかめの布団で寝る

〈後ろに反ると痛い腰痛〉の人は『ジャングルジム体操』を習慣に

体を後ろに反ると痛いタイプの腰痛の人は、意識的に〝体を丸める動き〟をするのがおすすめです。そのために私が患者さんに推奨しているエクササイズが『ジャングルジム体操』です。

これは、左上の図のように、ジャングルジムなどにつかまって、体を深く折り曲げる体操です。

単純なエクササイズではありますが、これを行なうと、狭くなった脊柱管のスペースが広げられ、症状の緩和につながるのです。ぜひ、公園に散歩に行ったときなどに行なってみるといいでしょう。

ただし、高齢の方はジャングルジムから落下しないように十分に注意してください。

また、ジャングルジム体操と同じ理屈で、左下図の『体丸め体操』を行なうのもおすすめ。こちらは、床に正座をして、おなかの奥のほうにバスタオルやクッションなどを挟んだうえで、上体を前方へ倒していくエクササイズです。

パートナーの方がいれば、体を丸めた際に背中を押してもらうといいでしょう。

日頃から体を丸めるエクササイズをやっていると、後ろに偏った重心バランスを前寄りに引き戻す効果も期待できます。『腰の簡易版・関節包内矯正』とともに、毎日の習慣にするといいでしょう。

Point

体を丸める動きが、狭くなった脊柱管のスペースを広げる。

ジャングルジム体操

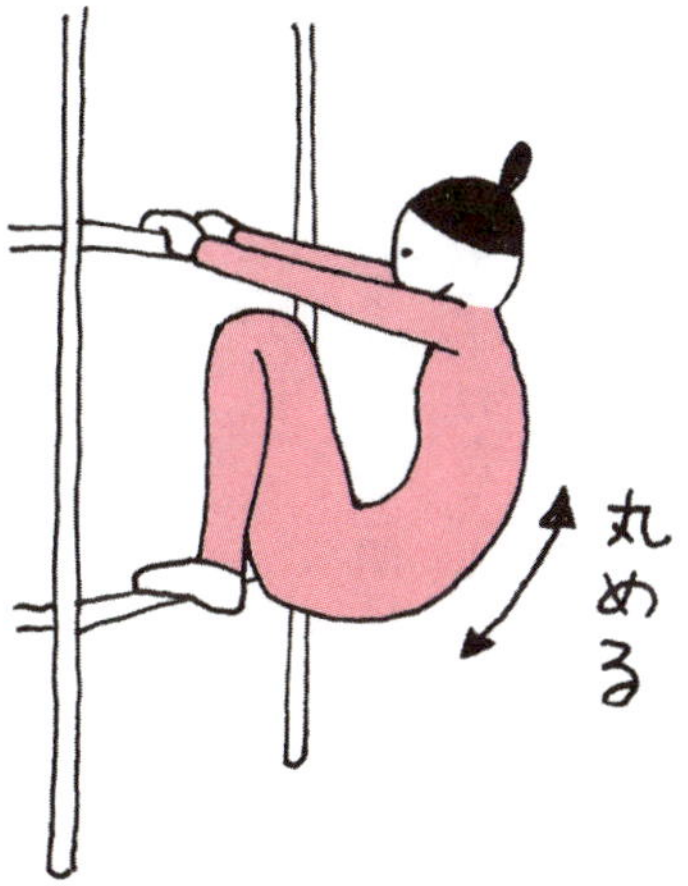

公園のジャングルジムの棒を両手で持ち、次に両足を低い棒にかけ、体重をかけて腰を丸める。落ちないよう、手は棒から放さないよう注意して。

体丸め体操

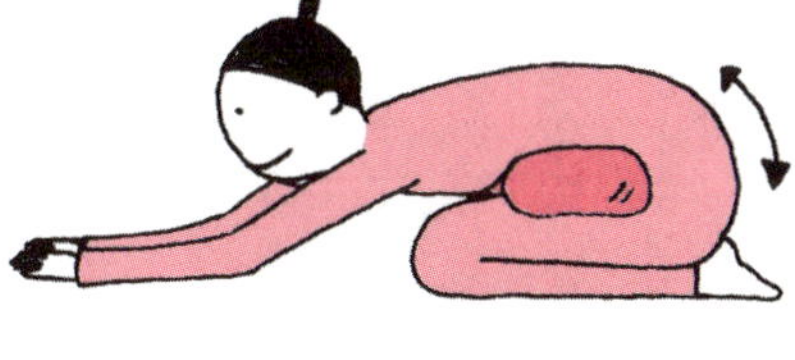

正座の姿勢で丸めたバスタオルをおなかの奥のほうに挟み、ゆっくりと体を丸めて上体を前方へ倒していく。これを3回繰り返す。

腹筋や背筋は鍛えなくても大丈夫

「腰痛を防ぎたいんだったら、腹筋や背筋をちゃんと鍛えなきゃ。じゃないと、いったんは治っても、また再発するよ」――きっとみなさんも、こんな発言を耳にしたことがあるのではないでしょうか。

でも、これはウソです。

腰痛には、筋肉量はさほど関係ありません。それは、筋肉を鍛え上げたスポーツ選手に腰痛が多い点からもわかります。腹筋が縦割れしているくらいしっかりついているのに、なかなか腰痛と縁が切れない選手も少なくありません。

もちろん、普通に歩いたり走ったりするくらいの腰回りの筋肉量は必要です。ただ、それだけあれば十分で、ジムに通って腹筋運動や背筋運動をがんばる必要などまったくないのです。

むしろ、無理に筋トレをすると、かえって腰の状態を悪くしてしまうこともあるので気をつけなくてはなりません。

たとえば、急性腰痛（ぎっくり腰）になった人は、2～3日は安静にして、その後通常の生活にシフトしていくのがいいとされています。しかし、安静期を過ぎたころ、早く治すつもりで腹筋などの筋トレを行なう人が少なくないのです。こういう完全に治りきっていない中途半端な時期にトレーニングをすると、症状がぶり返してしまうことにもなりかねません。

水中ウォーキングは腰にはNG

なお、腰痛予防のために、水泳や水中ウォーキングを行なっている人も多いと思いますが、これもあまりおすすめできません。

理由は体が冷えてしまうからです。腰痛に

腰痛予防の間違った運動

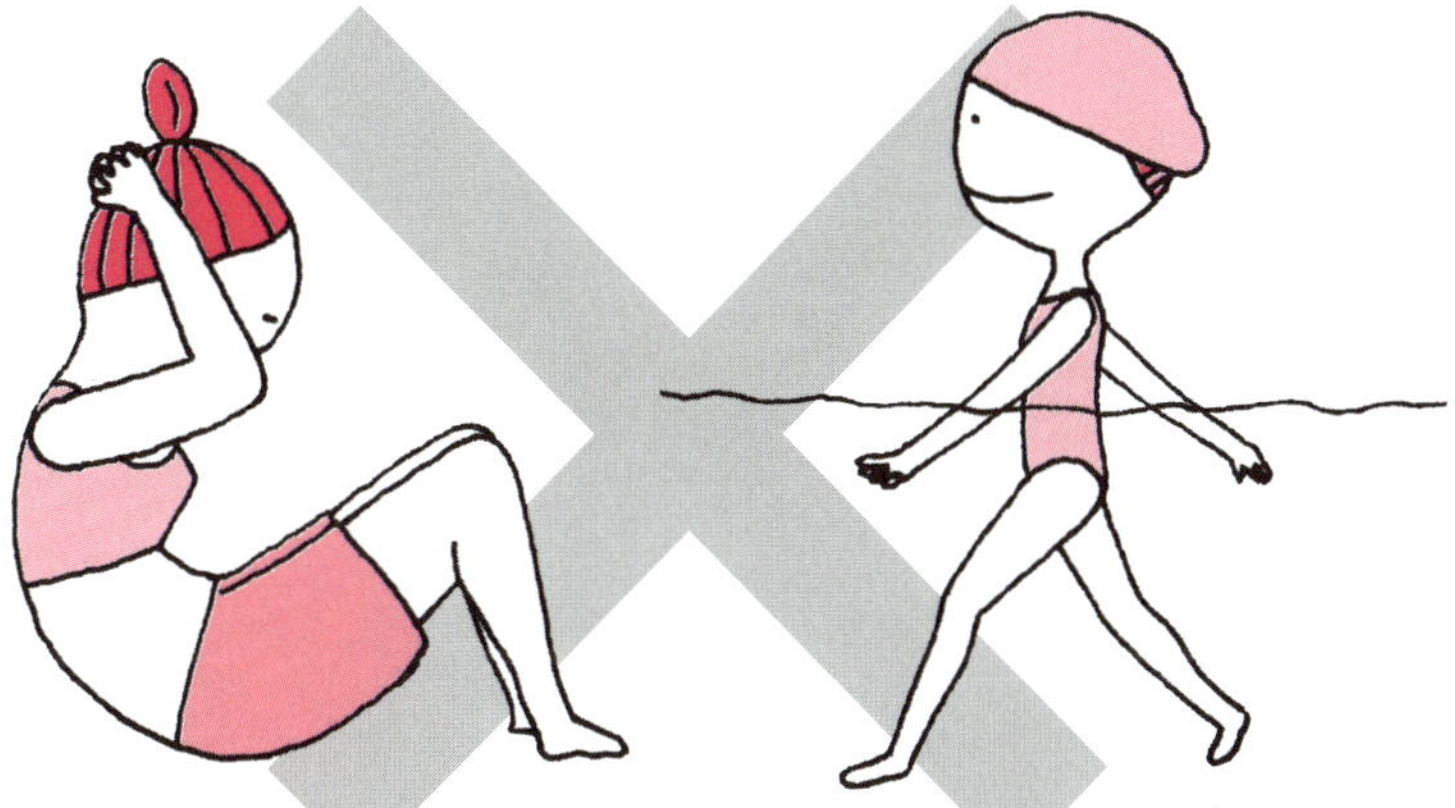

は冷えは禁物。水中に長くいると、冷えから血行不良になり、腰の状態が悪化してしまうことが多いのです。たとえ温水プールだとしても、その水温は体温より低く、やはり冷えにつながってしまいます。
腰痛を防ぐ運動に関しては、〝間違った常識〟を身につけてしまっている人が多いもの。ぜひ、正しい知識を持って予防と治療につとめるようにしてください。

Point
無理に筋トレするとかえって腰の状態が悪くなる。また冷えも厳禁。

Part 3

腰痛はセルフケアで十分治せる！

1日1分から

腰痛ケアのいちばんの基本

解消メニュー ①

仙腸関節テニスボール矯正

仙腸関節をゆるめることによって骨盤のクッション機能を回復させ、
腰椎にかかっていた負担を解消させます。
この矯正はすべての腰痛タイプに
効果を発揮するセルフケア治療の基本です。

1回3分まで
1日3回まで

④ ボールを当てたまま硬い床の上に仰向けになる

仙腸関節にボールを当てたまま、フローリングや畳などの硬い床の上に1～3分間寝そべる。枕をするのはNG。ボールの刺激によって仙腸関節の動きがよくなり、腰の症状が解消へ向かう。朝の起床後と夜の就寝前に行なうのを習慣にするといい。

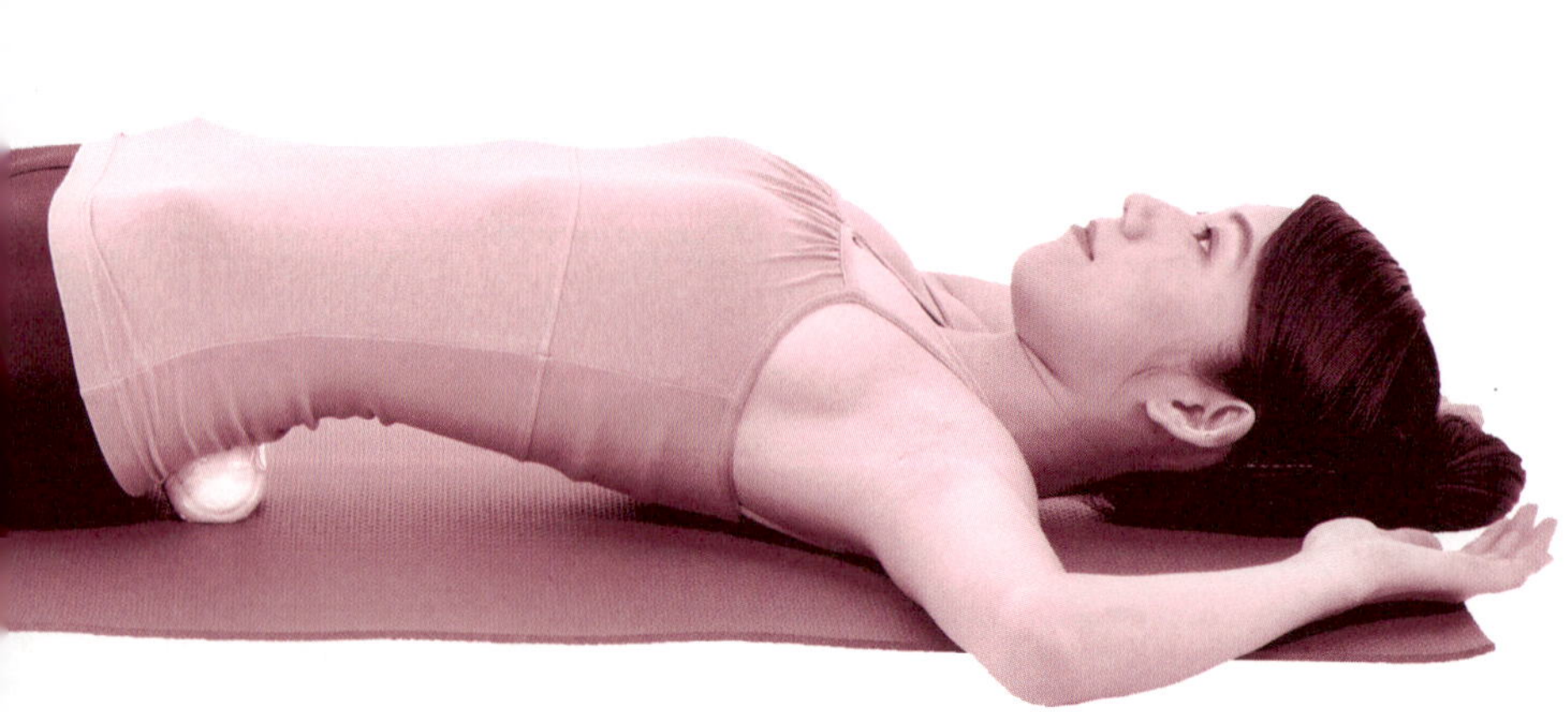

仙腸関節へのボールの当て方

つなげたテニスボール2個

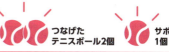

サポート用1個

※2個の硬式テニスボールを用意し、ずれないようにガムテープなどを巻いて固定する。

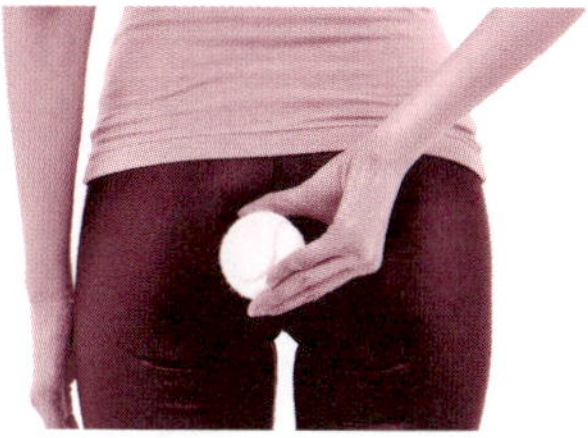

1 尾骨の位置を確認

お尻の割れ目の上の尾骨のでっぱりに(あらかじめ別に用意しておいた)1個のテニスボールを当てる。

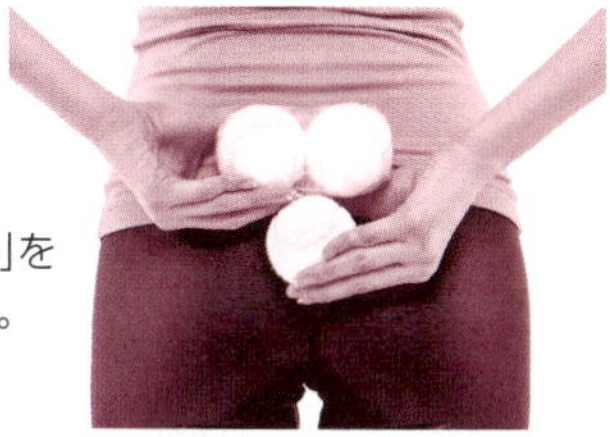

2 2個のテニスボールを当てる

1個のボールの上に「2個つなげたボール」をセットする。ここが仙腸関節の位置となる。

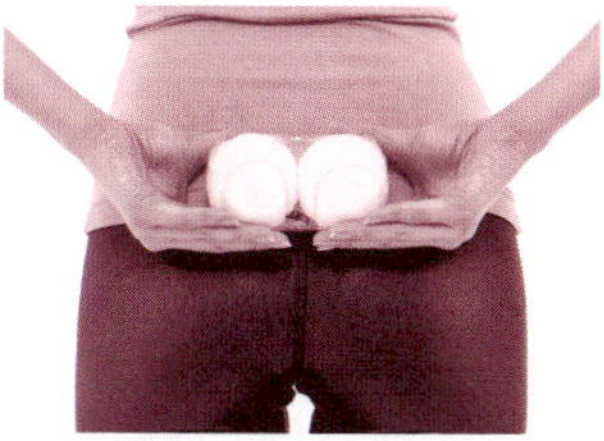

3 1個のボールを外す

尾骨に置いた1個のボールを外せば準備完了。2個のボールの位置をずらさないように気をつけながら横になる。

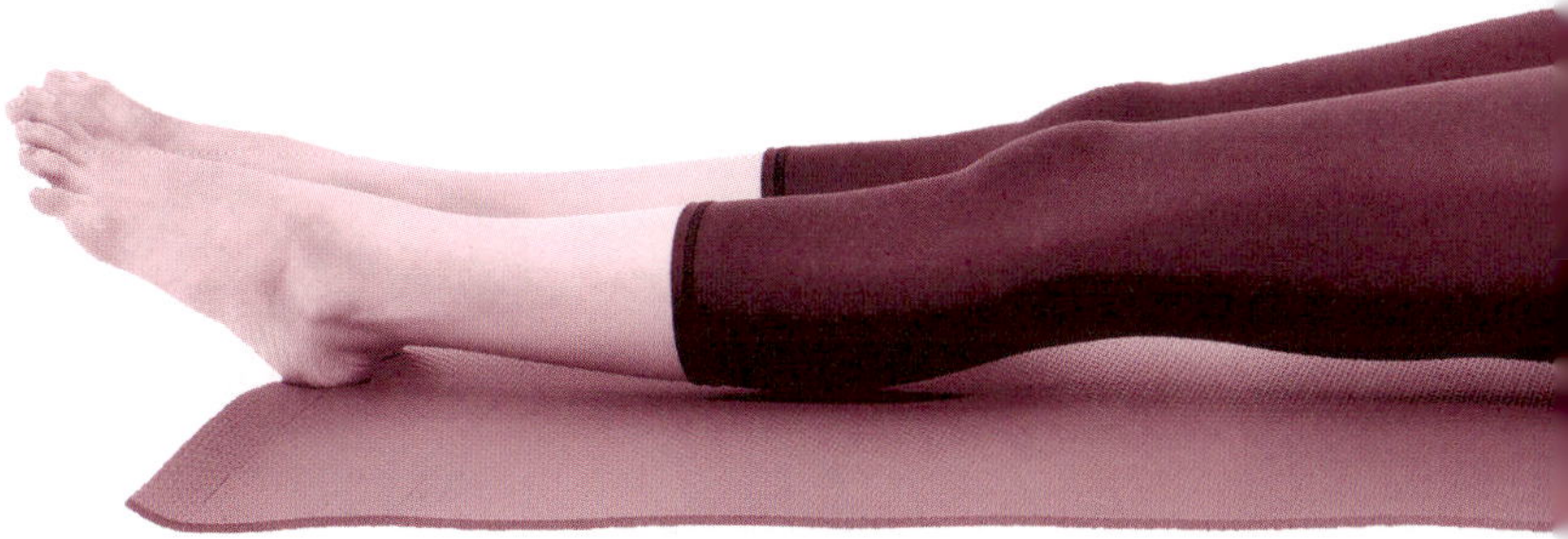

解消メニュー ②

1日1分から

背骨の柔軟性を回復させる

胸腰椎移行部のテニスボール矯正

胸椎と腰椎の境目にテニスボールを当てて、
背骨の柔軟性を回復させます。
「仙腸関節テニスボール矯正」と
一緒に行なうのがおすすめです。

② ボールを当てたまま硬い床の上に仰向けになる

胸腰椎移行部にボールを当てたまま、フローリングや畳などの硬い床の上に1〜3分間寝そべる。枕をするのはNG。ボールの刺激により、背骨や周辺の筋肉がほぐれ、胸椎・腰椎の連携性や柔軟性が高まる。

1回3分まで
1日3回まで

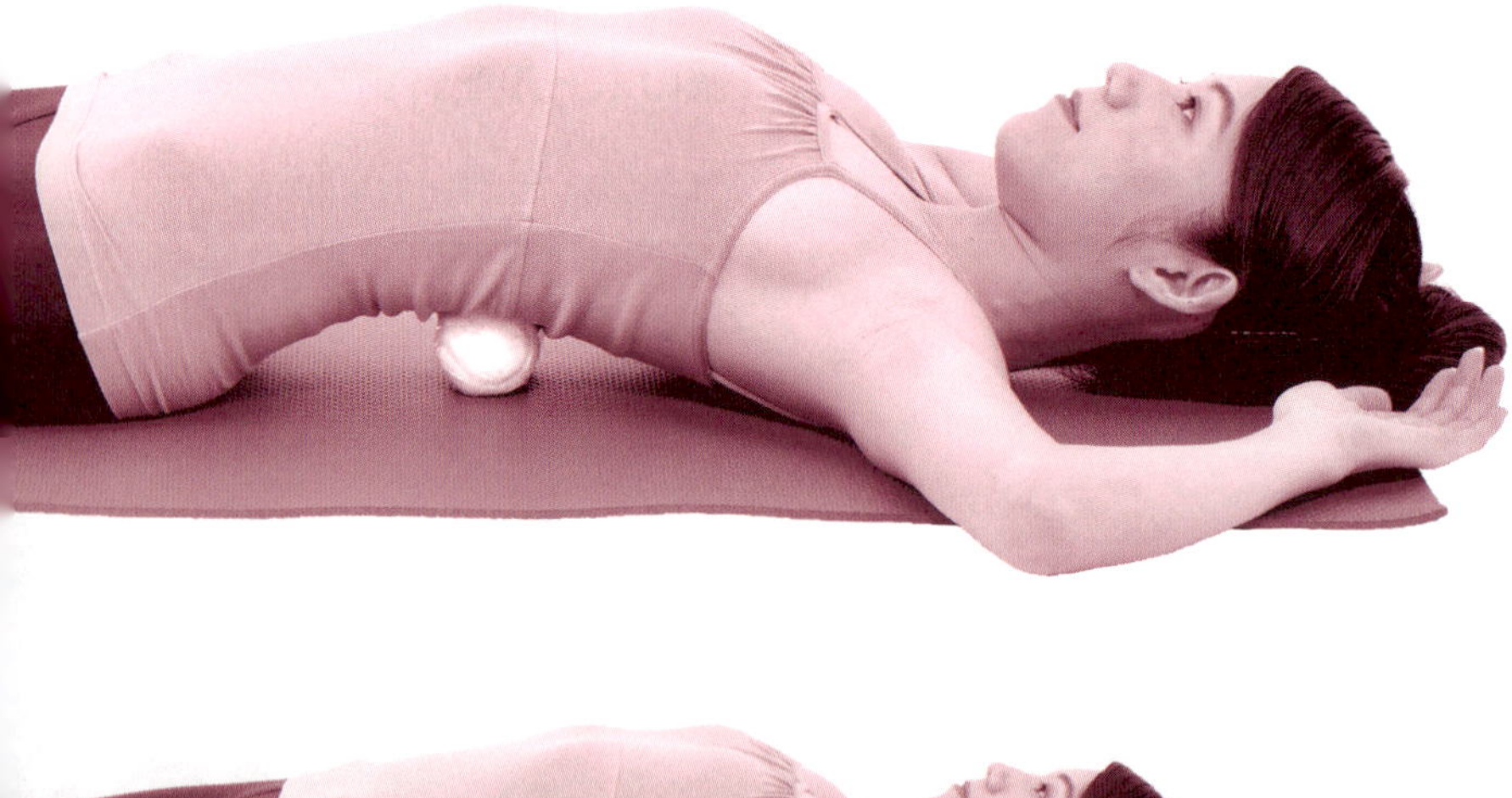

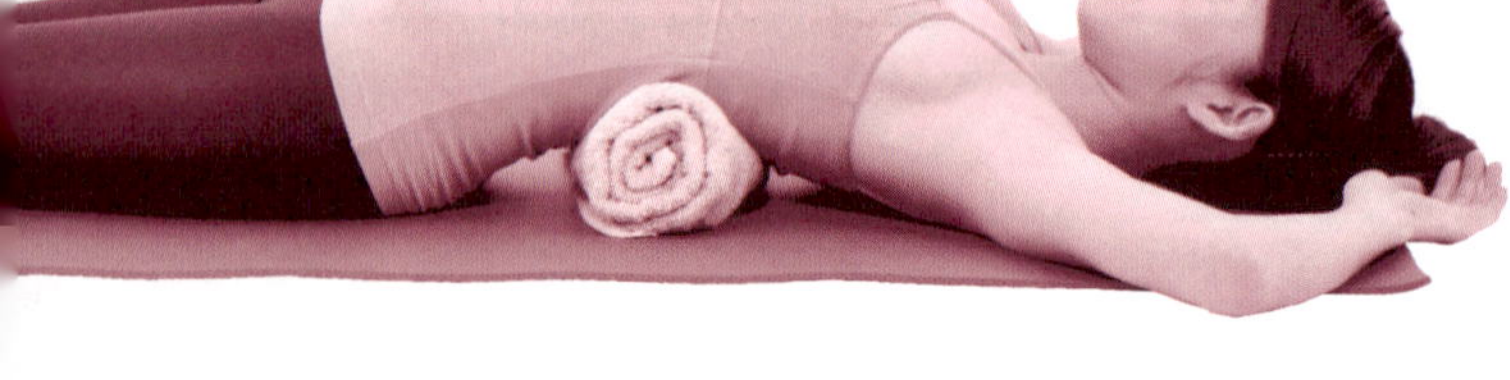

胸腰椎移行部へのボールの当て方

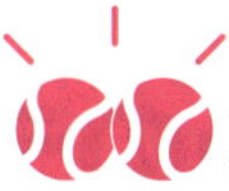

※2個の硬式テニスボールを用意し、ずれないようにガムテープなどを巻いて固定する。

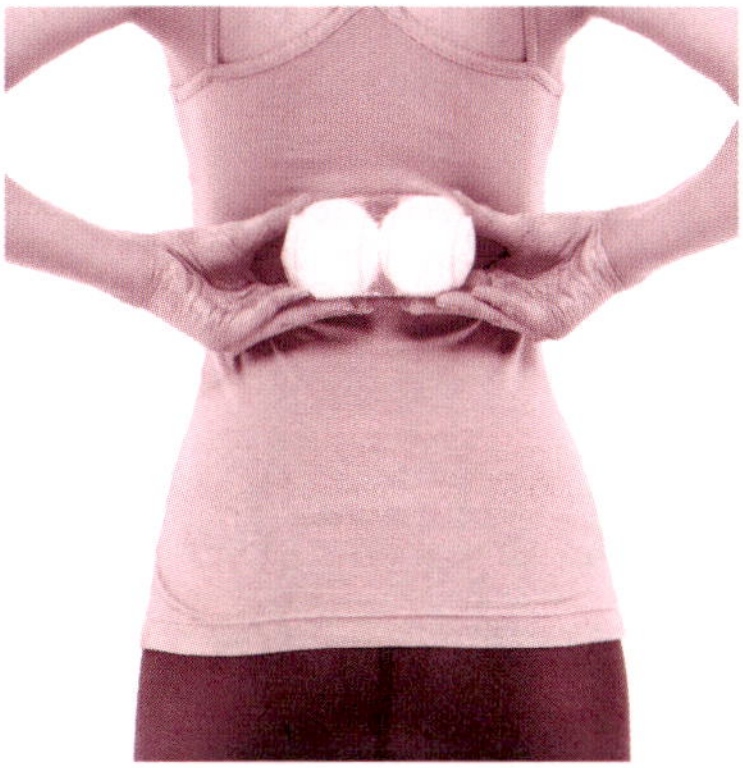

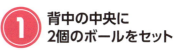

1 背中の中央に2個のボールをセット

胸腰椎移行部は胸椎と腰椎の境目で、ちょうど背中の中央の位置に相当する。ここに2個のテニスボールをセットする。

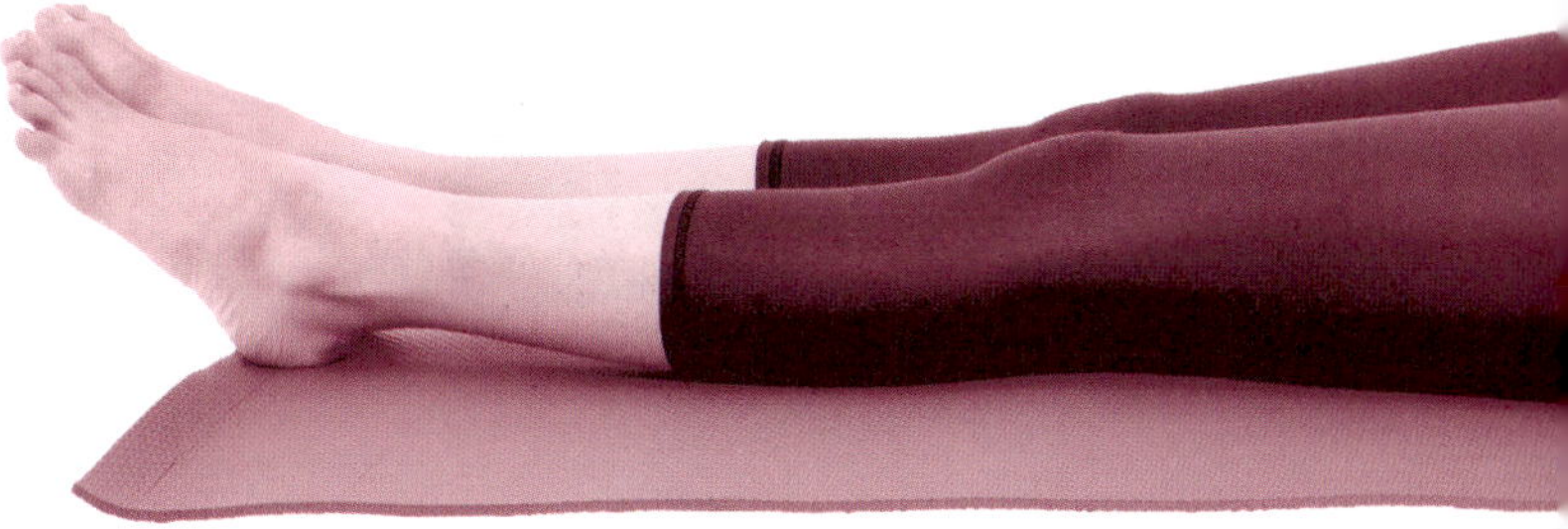

pick up!

ボールの代わりにバスタオルを使ってもOK

胸腰椎移行部の矯正にはテニスボールを用いるのが最適。ただし、もしボールが手元にない場合は、バスタオルなどをきつく巻いて使うのでもOK。

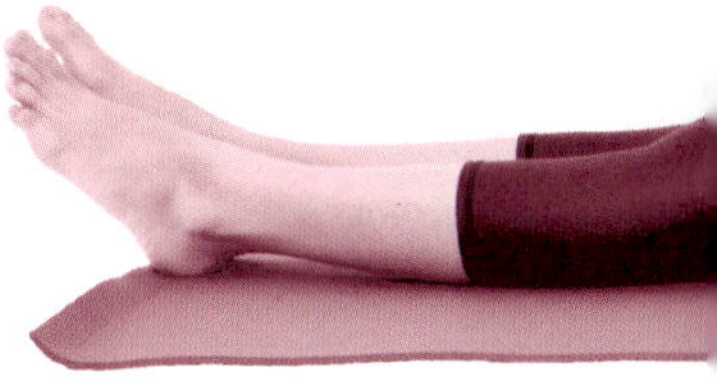

解消メニュー 3

1日1分から

肩や背中がこる人にもおすすめ

肩甲骨のテニスボール矯正

肩甲骨中央にテニスボールを当てて、
背骨の柔軟性を回復させます。
ねこ背の人や肩・背中のこりにお悩みの人にもおすすめ。
「仙腸関節テニスボール矯正」と一緒に行ないましょう。

2 ボールを当てたまま硬い床の上に仰向けになる

肩甲骨中央にボールを当てたまま、フローリングや畳などの硬い床の上に1～3分間寝そべる。枕をするのはNG。ボールの刺激により肩甲骨周辺がほぐれ、背骨の柔軟性が高まる。ねこ背の人や肩こりの人はとくに気持ちよく感じるはず。

1回3分まで
1日3回まで

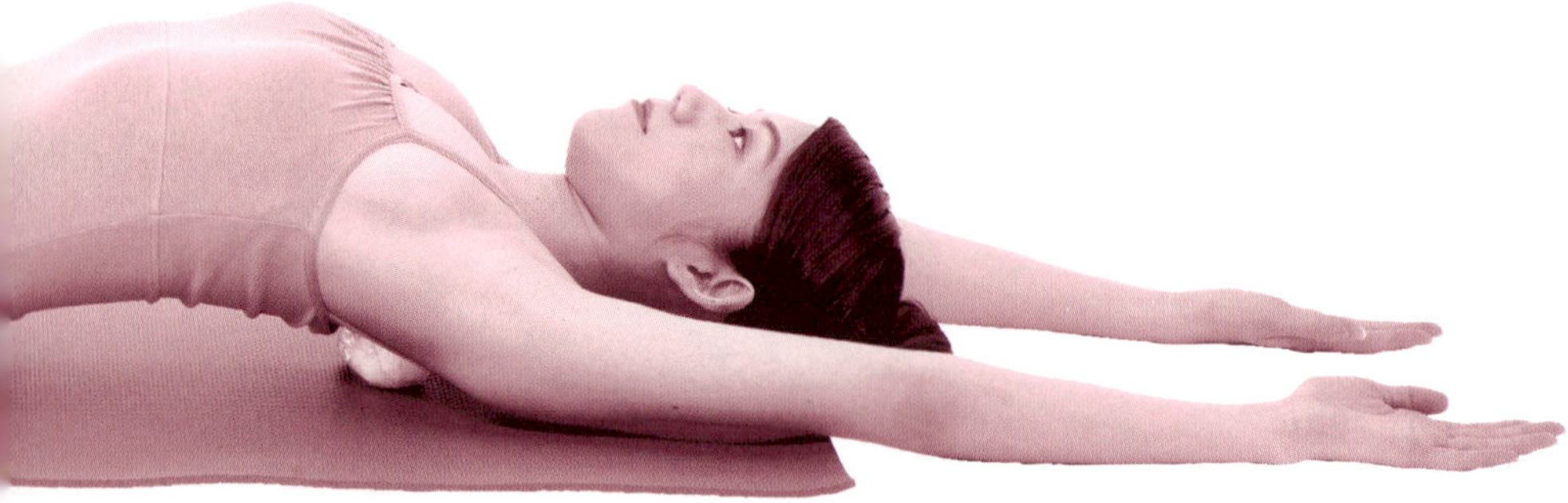

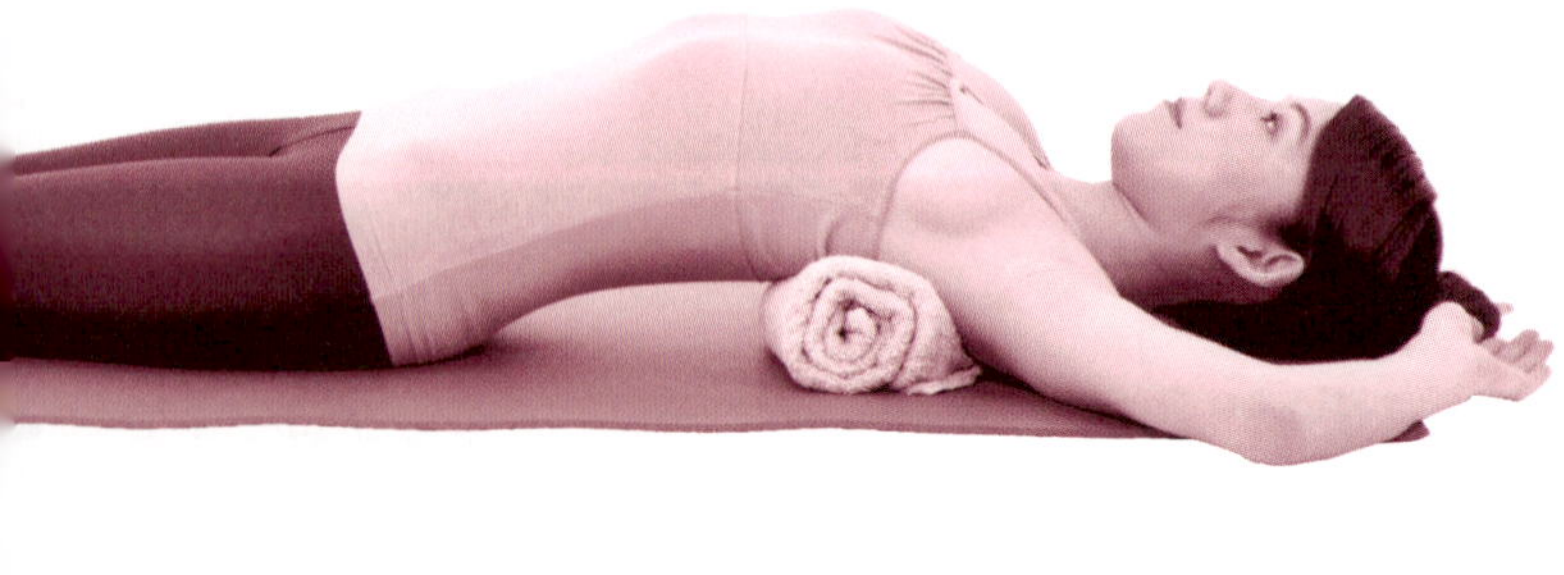

肩甲骨へのボールの当て方

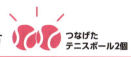

つなげたテニスボール2個

※2個の硬式テニスボールを用意し、ずれないようにガムテープなどを巻いて固定する。

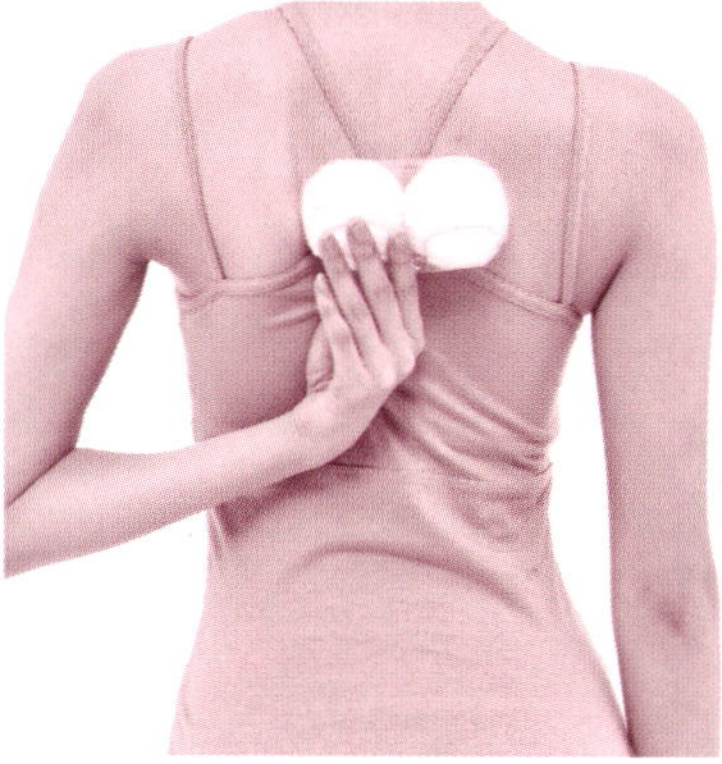

1 肩甲骨中央にボールをセット

左右の肩甲骨の中央（体正面の乳首の高さ）の位置に2個のテニスボールをセットする。

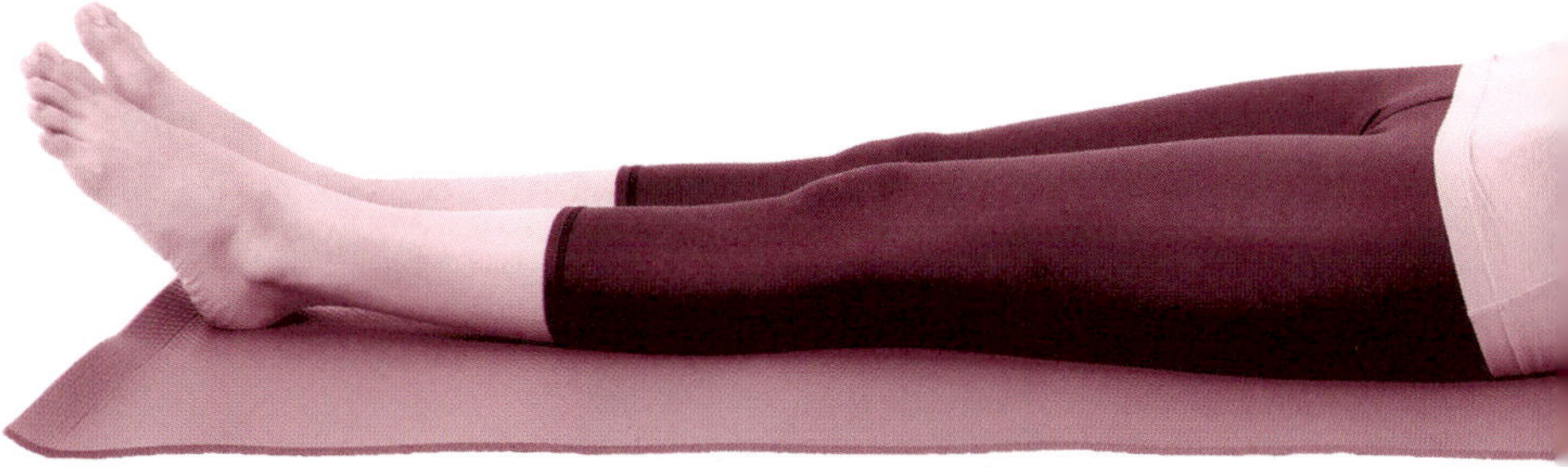

pick up! ボールの代わりにバスタオルを使ってもOK

肩甲骨の矯正にはテニスボールを用いるのが最適。ただし、ボールがない場合は、バスタオルなどをきつく巻いて使うのでもOK。

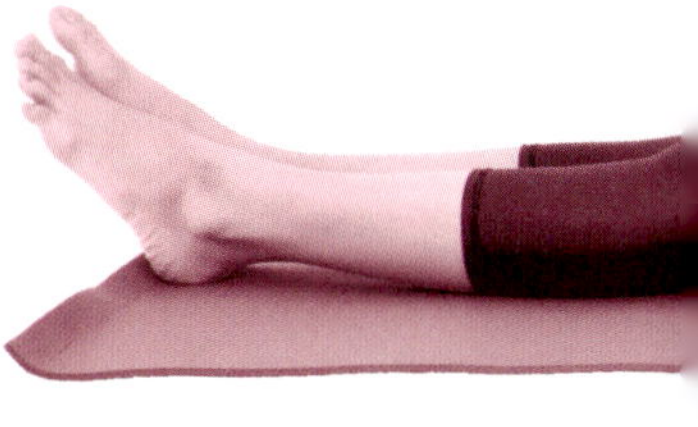

解消メニュー ④

腰椎の健康キープの定番体操

オットセイ体操

オットセイのように腰を大きく反らし、
腰椎や筋肉の柔軟性を高めます。
とくに椎間板ヘルニアの影響が強いタイプに効果を発揮。
「仙腸関節テニスボール矯正」とセットで行ないましょう。

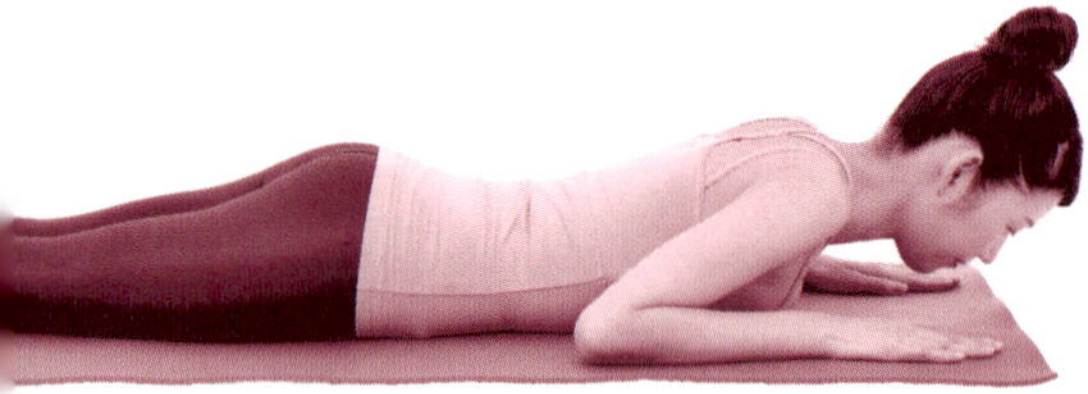

① うつ伏せの姿勢をとる

うつ伏せになり、両ひじを床につける。

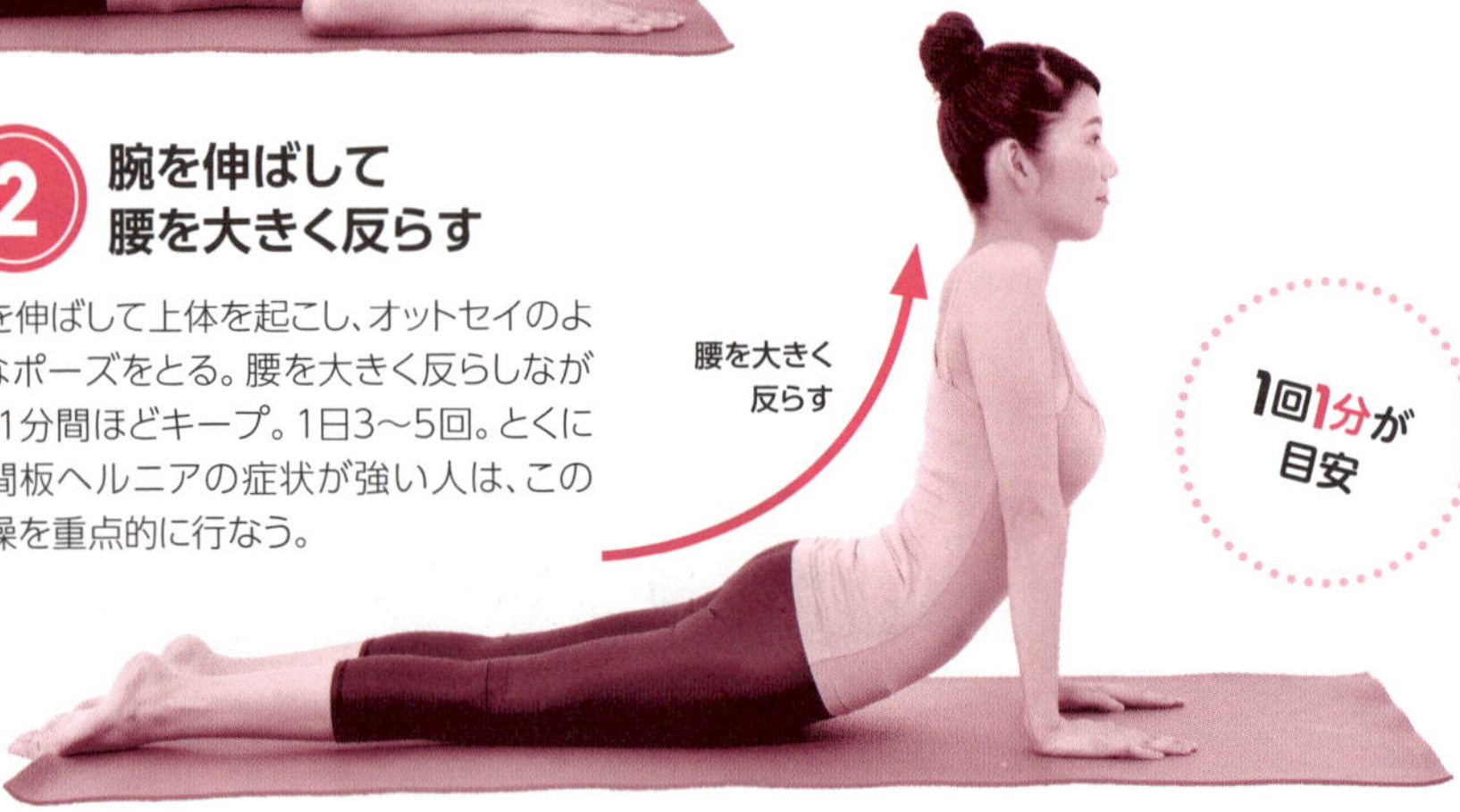

② 腕を伸ばして腰を大きく反らす

腕を伸ばして上体を起こし、オットセイのようなポーズをとる。腰を大きく反らしながら、1分間ほどキープ。1日3〜5回。とくに椎間板ヘルニアの症状が強い人は、この体操を重点的に行なう。

1回1分が目安

pick up!

本やスマホを見ながらのうつ伏せ姿勢もおすすめ

布団やベッドでも腰を反らせるのを意識するといい。上半身の下にタオルなどを敷き、ひじをついた姿勢でスマホやテレビを見たり、本を読んだりするのもおすすめ。また、寝るときに仰向け姿勢になるのがつらい人は、この姿勢でスタートすると仰向け時に痛みを感じにくくなる。

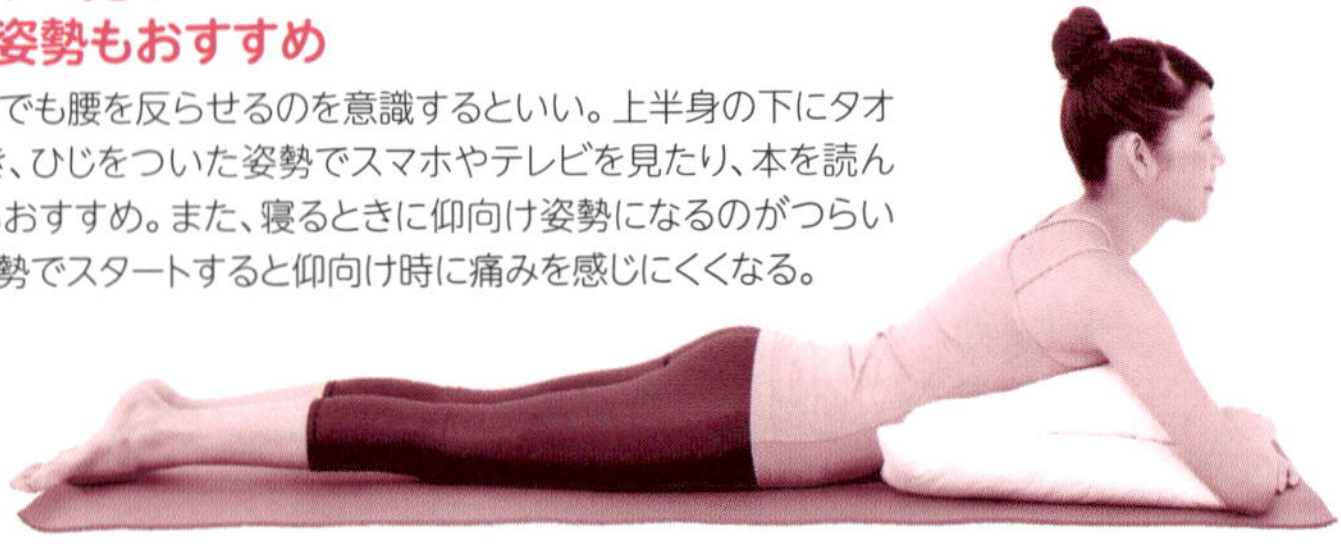

解消メニュー

5

脊柱管のスペースを広げる

ねこ体操

ねこのように腰を深く丸める体操で、
脊柱管のスペースを広げる効果が期待できます。
体を後ろへ反らすと痛むタイプの方は、
「仙腸関節テニスボール矯正」とセットで行ないましょう。

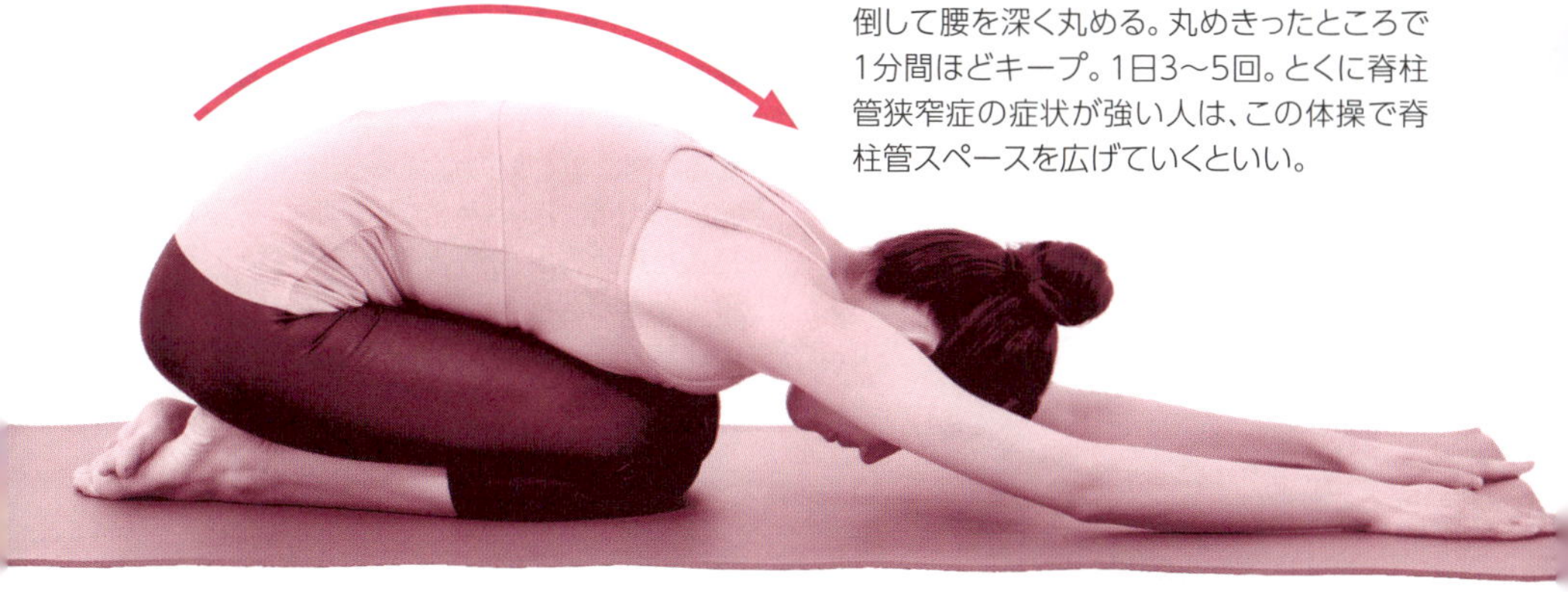

上体を前へ倒して腰を丸める

正座をした姿勢から、ゆっくりと上体を前へ倒して腰を深く丸める。丸めきったところで1分間ほどキープ。1日3〜5回。とくに脊柱管狭窄症の症状が強い人は、この体操で脊柱管スペースを広げていくといい。

1回1分が目安

pick up!

おなかにクッションを当てて行なうのもおすすめ

丸めたクッションをおなかに当てて「ねこ体操」を行なうと、腰をより深く丸められる。これにより脊柱管スペースを広げる効果をアップできる。

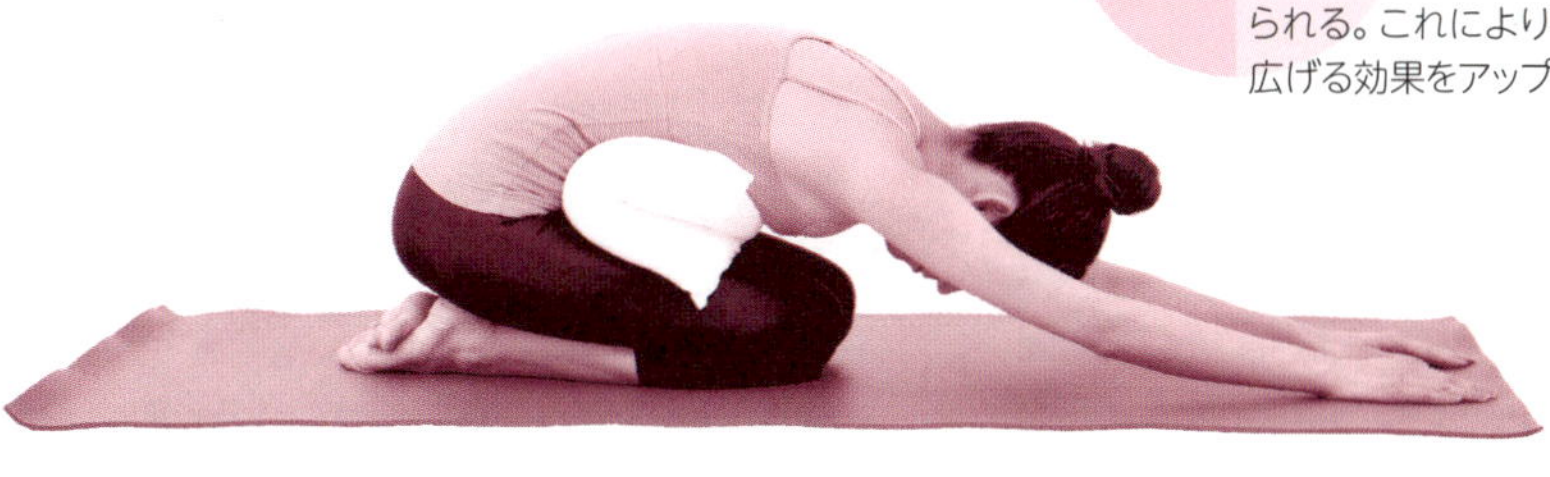

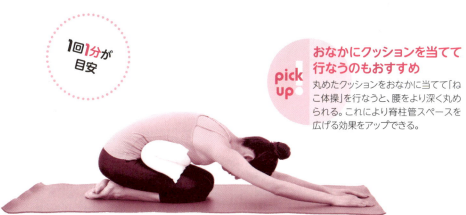

解消メニュー
6

外出先でできる仙腸関節ケア

仙腸関節ストレッチ

仙腸関節の調子を取り戻すための簡単ストレッチ。
外出先でもできるので、長時間の運転やデスクワークの休憩時、
腰痛症状がひどくなったときなどに
行なうのがおすすめです。

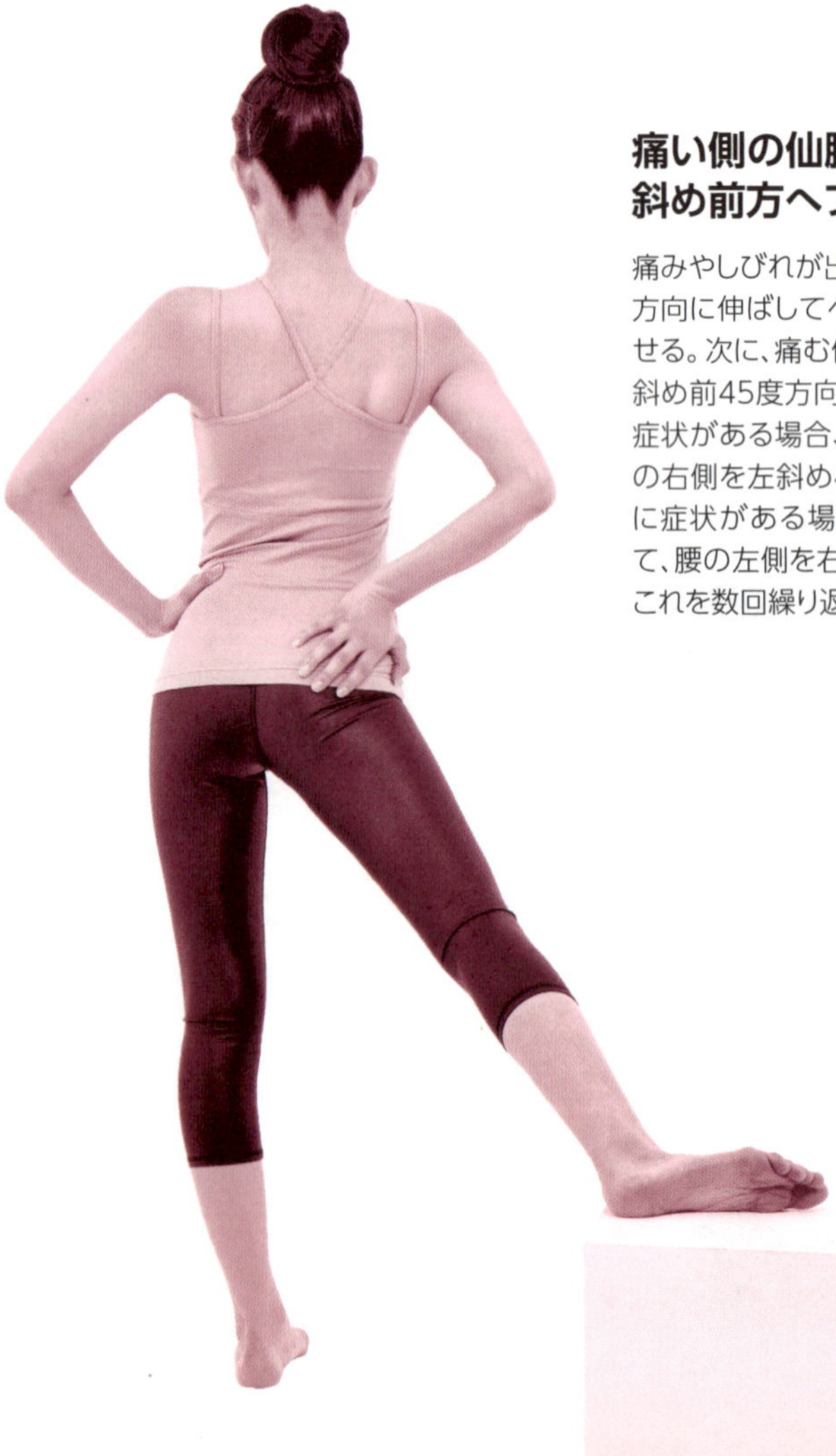

痛い側の仙腸関節を斜め前方へプッシュする

痛みやしびれが出る側の足を斜め後ろ45度方向に伸ばしてベンチや柵などの「台」に載せる。次に、痛む側の腰（仙腸関節の部分）を斜め前45度方向へ手でグッと押す。右側に症状がある場合、右足を後ろに伸ばして、腰の右側を左斜め45度方向へプッシュ。左側に症状がある場合は、左足を後ろに伸ばして、腰の左側を右斜め45度方向へプッシュ。これを数回繰り返す。

解消メニュー

7

背骨と骨盤の連携性をアップ！

体ひねり体操

腰痛解消のカギは、背骨と骨盤の連携をスムーズにすること。
この体操はその連携性を高めるのにおすすめです。
とくに腰椎分離症・すべり症が出ているタイプの人に
効果を発揮します。

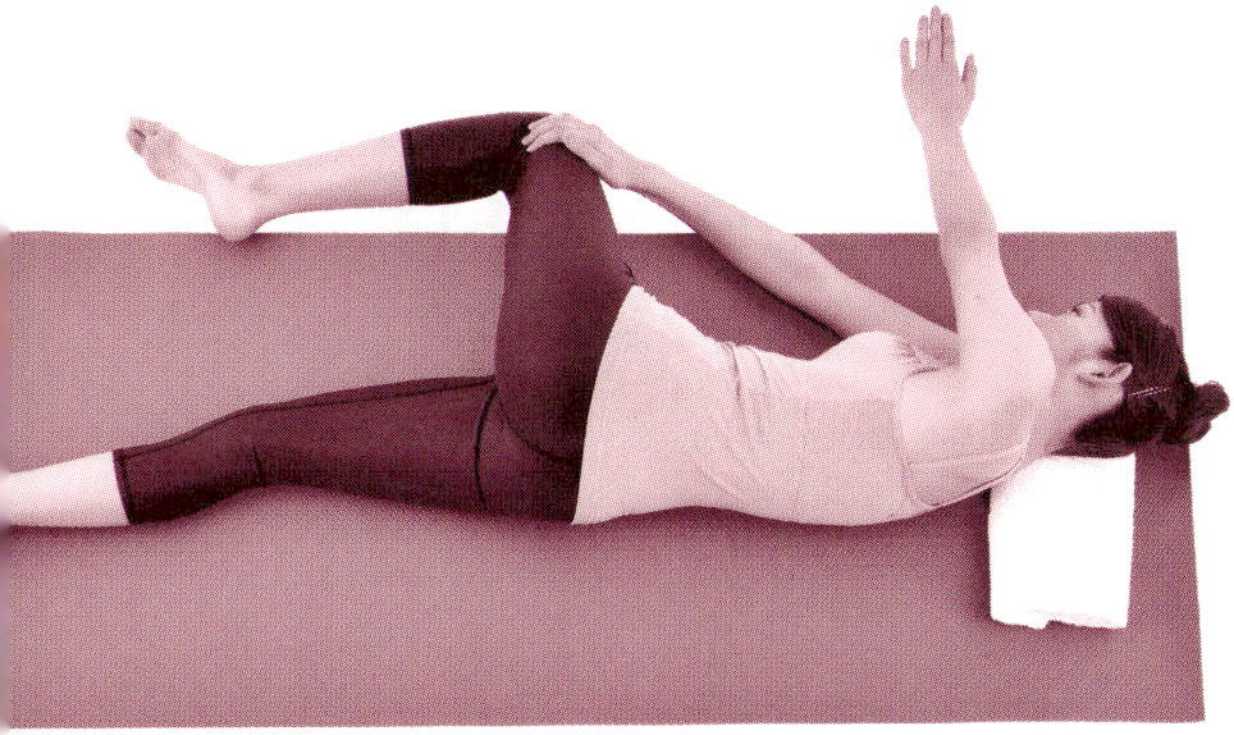

1 横向きに寝て ひざを床につける

痛い側の腰を上にして横向きに寝そべり、上側の足を90度に曲げ、ひざ頭を床につける。

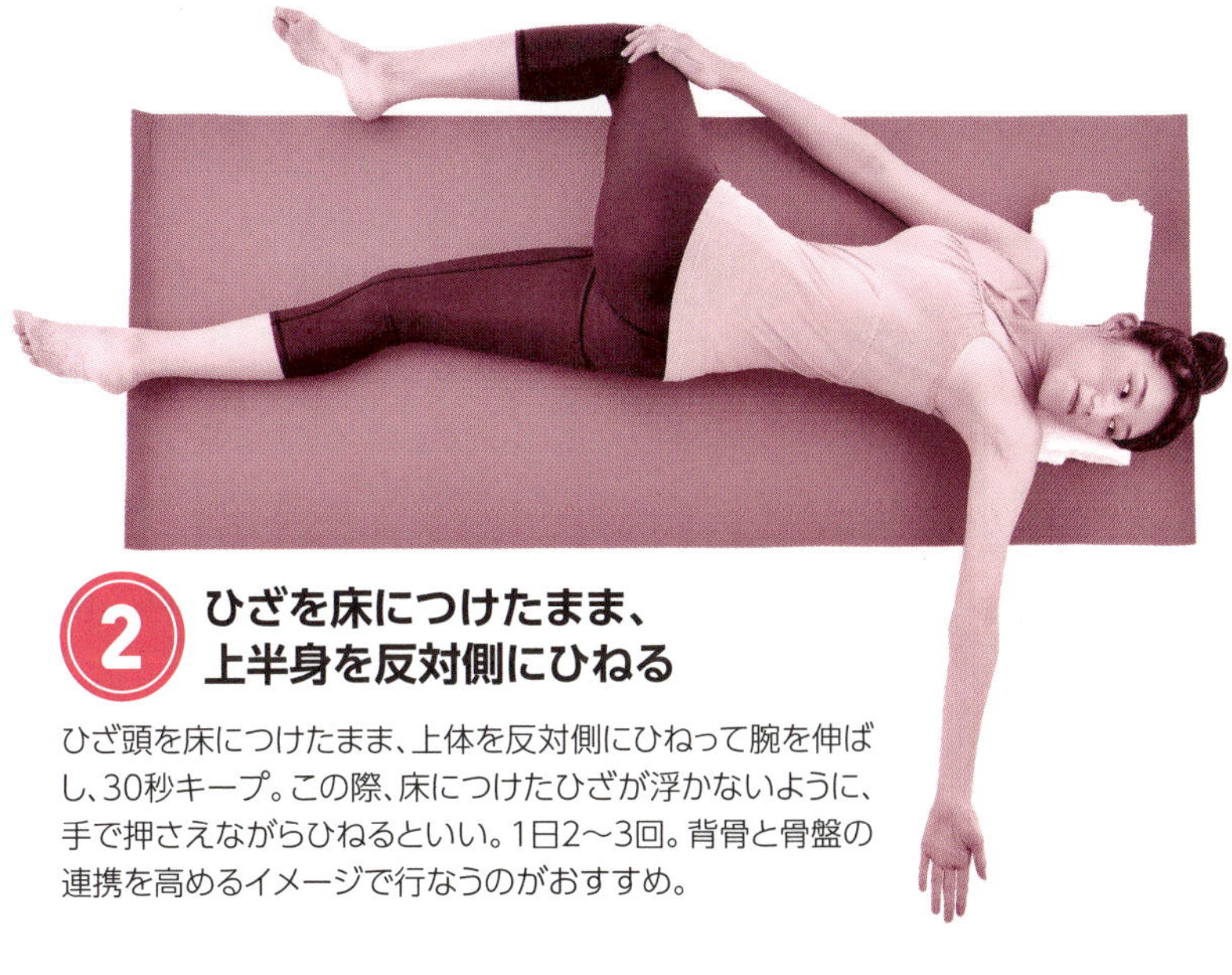

2 ひざを床につけたまま、上半身を反対側にひねる

ひざ頭を床につけたまま、上体を反対側にひねって腕を伸ばし、30秒キープ。この際、床につけたひざが浮かないように、手で押さえながらひねるといい。1日2～3回。背骨と骨盤の連携を高めるイメージで行なうのがおすすめ。

解消メニュー 8

腰痛は歩いて治す！
正しい歩き方を身につける

腰や足の症状がつらいからといって家にこもっていてはいけません。
「歩かない生活」は「歩けない生活」への入り口です。
日々「正しく歩くこと」によって腰痛を撃退していきましょう。

悪い歩き方

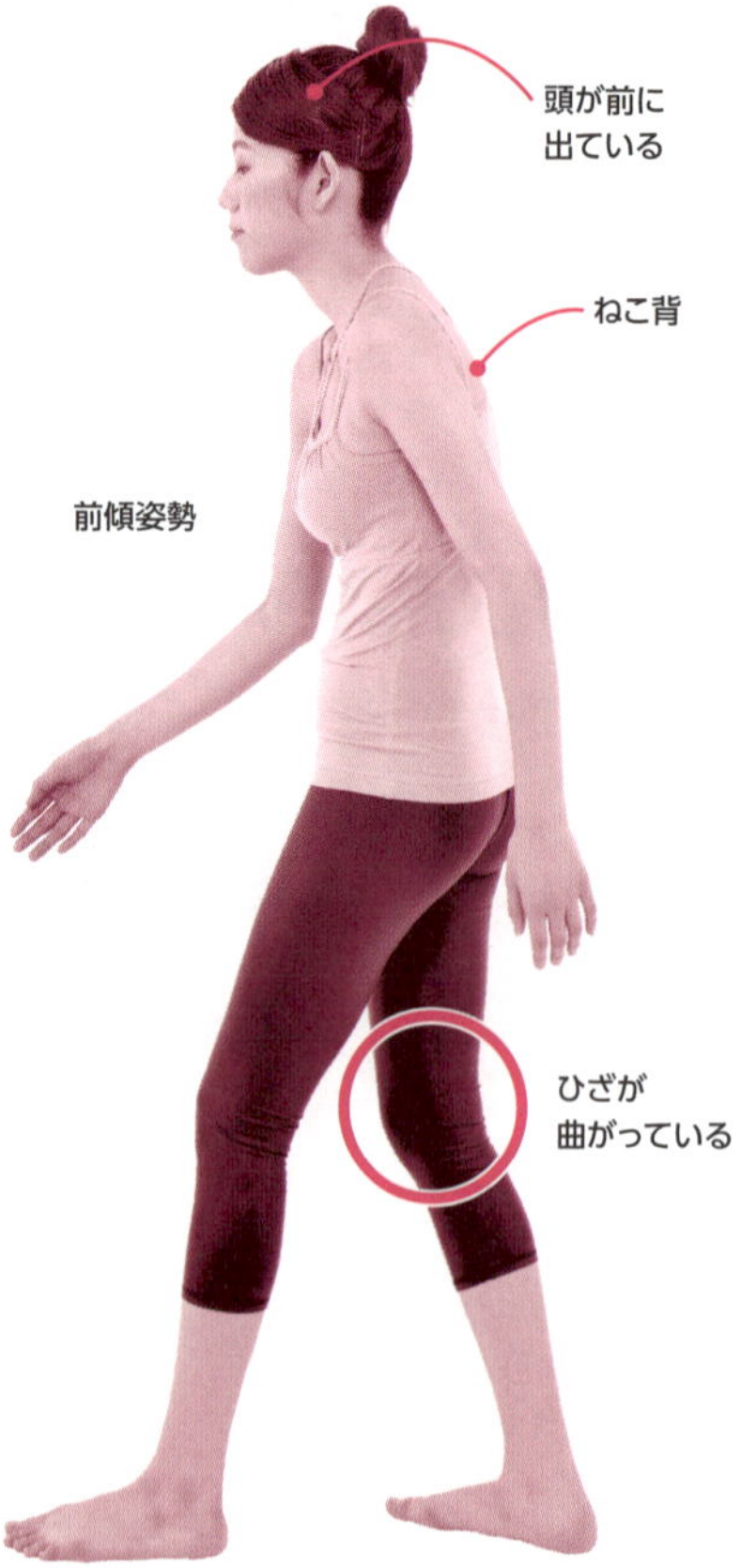

「5つのポイント」を意識して歩こう

どんな腰痛タイプであっても、できるだけ「正しい歩き方」で歩くのが症状解消への早道となる。背すじを伸ばして歩くと腰が痛い人も、休み休みでも構わないからできるだけ姿勢よく歩くように努めるべき。左のように、「正しい歩き方」を身につけるには、「あごを引いて、まっすぐ前を見る」「腕を引いて、体をねじる」「腰を反らす」「ひざをしっかり伸ばして歩く」「重心の7割を体の後ろ側にかけるイメージで歩く」の5つのポイントを意識するといい。長い距離、長い時間を歩かなくても構わないので、毎日正しく歩く時間をつくり、日々歩く習慣を途絶えさせないようにすることが大切。

正しい歩き方

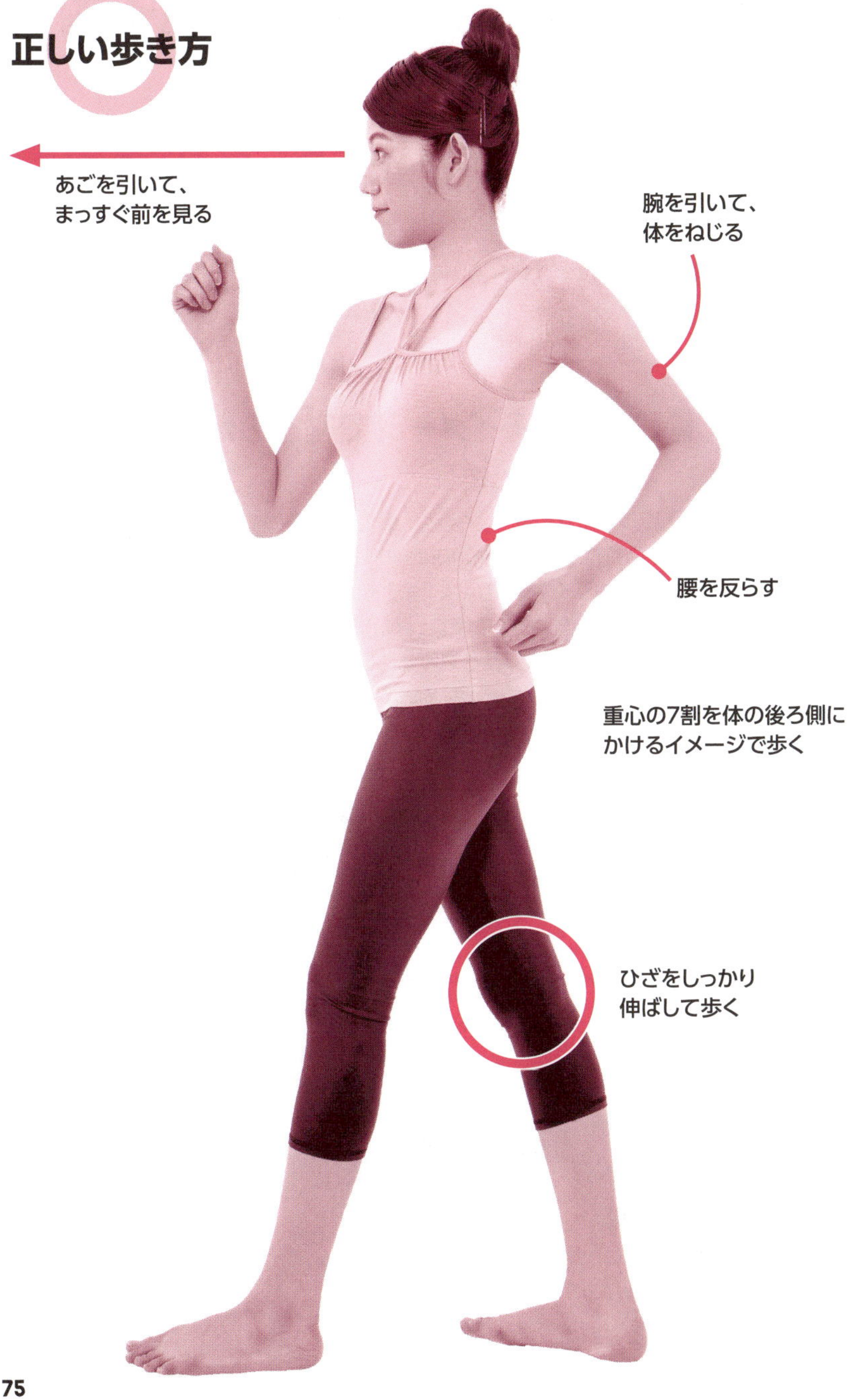
あごを引いて、
まっすぐ前を見る
腕を引いて、
体をねじる
腰を反らす
重心の7割を体の後ろ側に
かけるイメージで歩く
ひざをしっかり
伸ばして歩く

解消メニュー 9

腰への負担が小さい座り方
正しい座り方を身につける

座っている時間が長い人は、腰痛になりやすくなります。
ただし、正しい座り方をしていれば、
腰へのダメージを小さくすることが可能。
普段から正しく座ることを習慣づけましょう。

骨盤を立てるイメージで座るのが基本

腰の健康は座り方によって大きく変わる。最も腰を痛めやすいのは、下の写真のようなパターン。これだと、骨盤が斜めに傾き、曲がった腰椎に上半身の重みがのしかかって腰を痛めやすくなる。正しい座り方は、左ページのような姿勢。イスに深く腰掛けて、背すじをまっすぐ伸ばす。あごはしっかり引いて、ひざの角度を90度にキープする。いつも正しい姿勢で座るには、骨盤をまっすぐに立てて、その土台の上に背骨という柱をまっすぐに据えるようなイメージを持つといい。

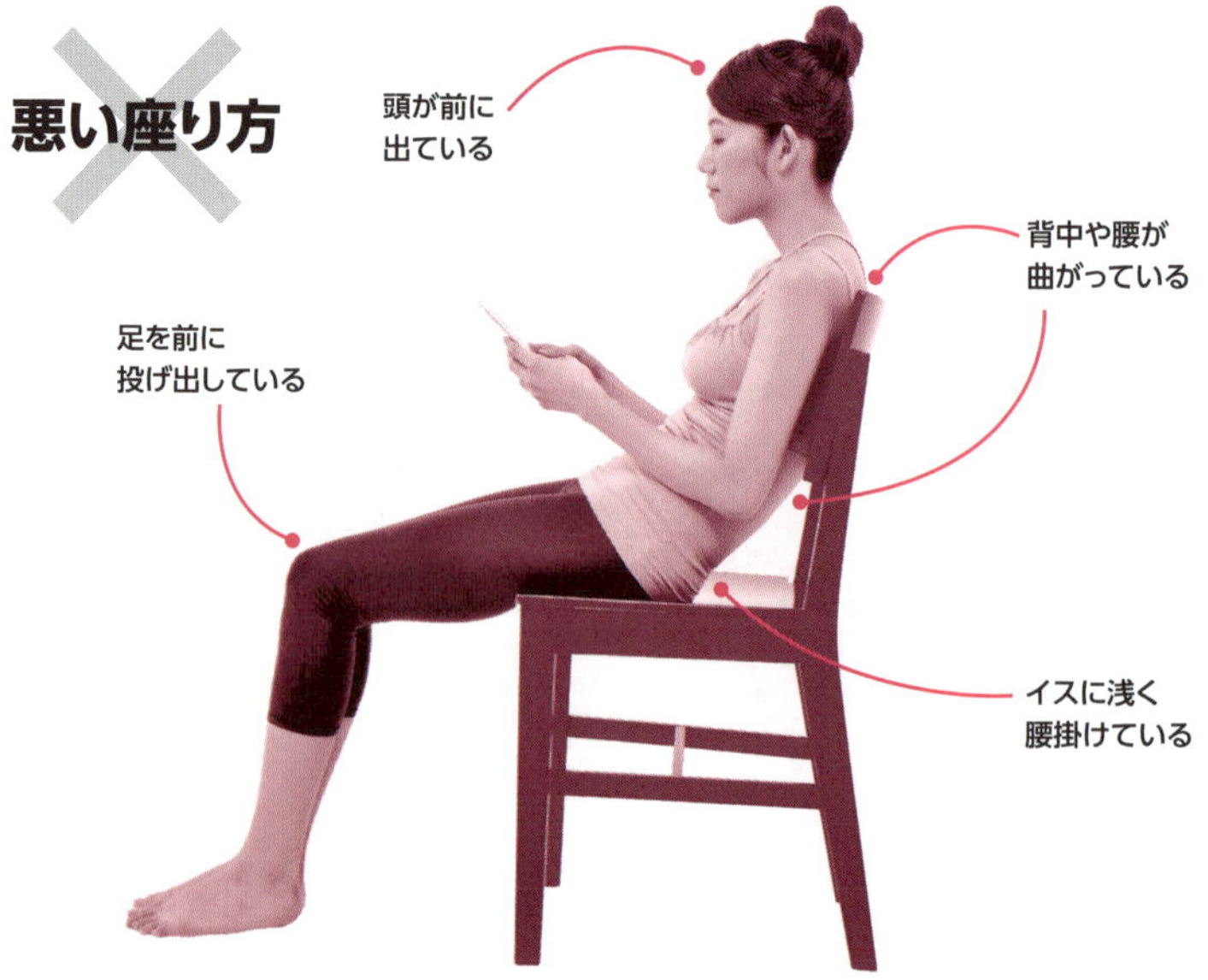

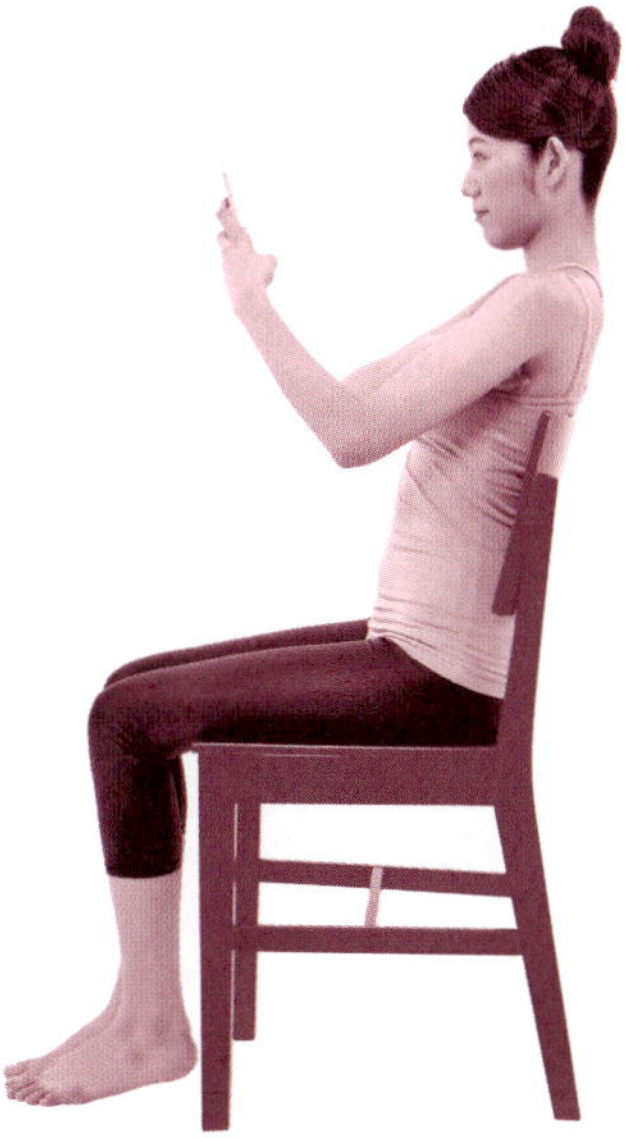

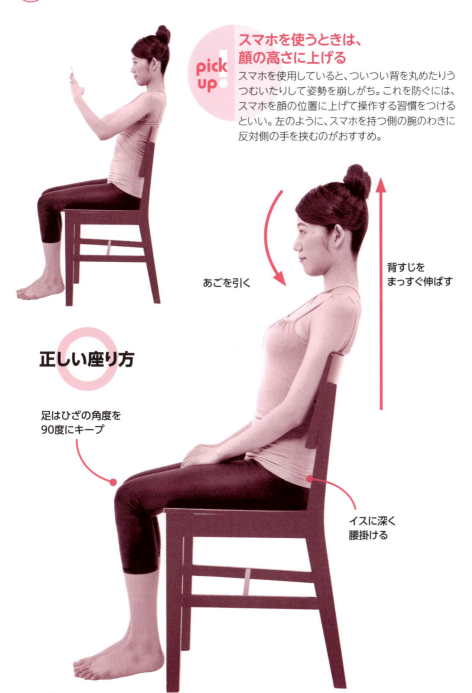

pick up!

スマホを使うときは、顔の高さに上げる

スマホを使用していると、ついつい背を丸めたりうつむいたりして姿勢を崩しがち。これを防ぐには、スマホを顔の位置に上げて操作する習慣をつけるといい。左のように、スマホを持つ側の腕のわきに反対側の手を挟むのがおすすめ。

正しい座り方

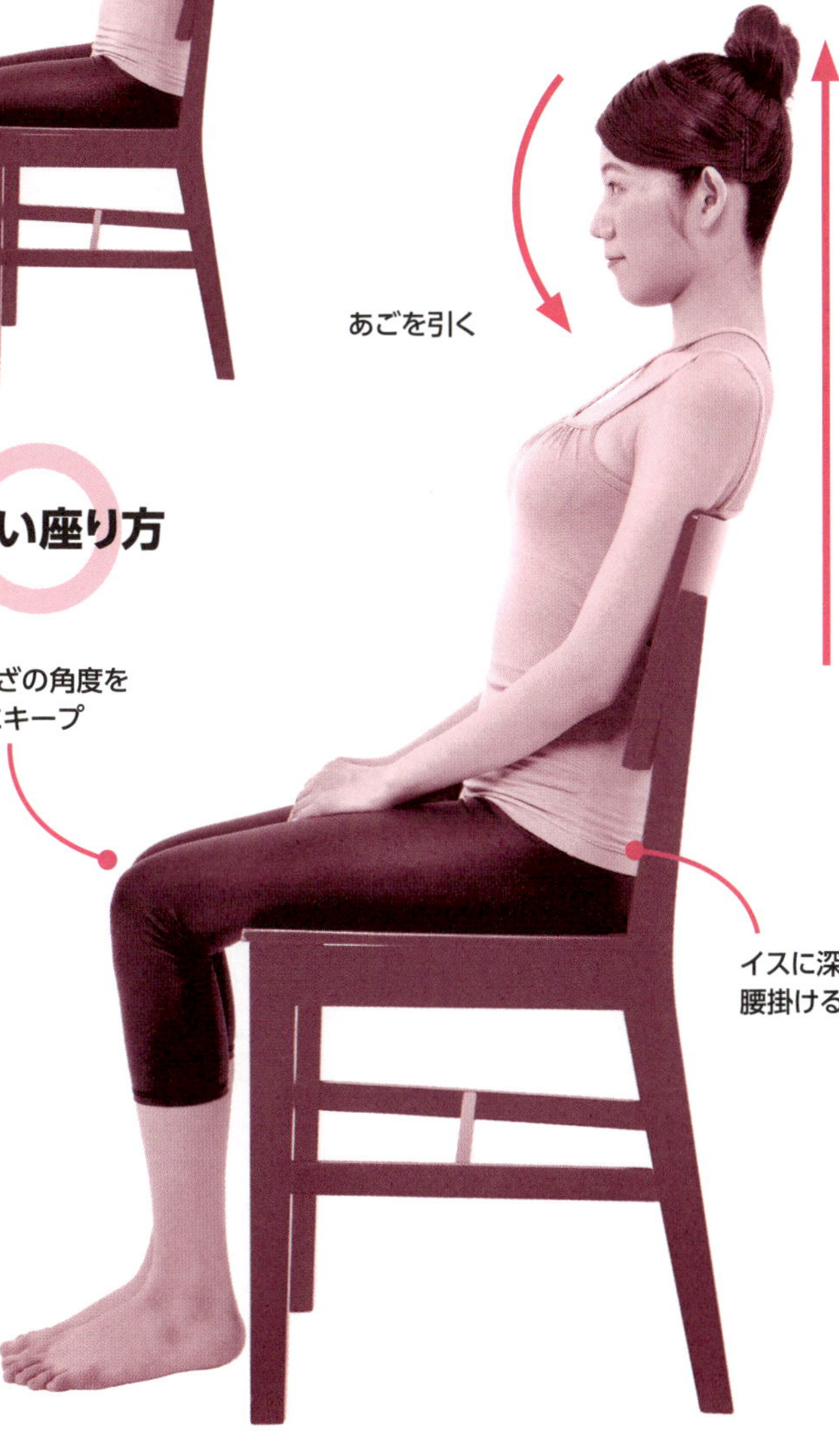
あごを引く
背すじを
まっすぐ伸ばす
足はひざの角度を
90度にキープ
イスに深く
腰掛ける

Part 4

Q&A

1

Q 仙腸関節は〝第2の心臓〟ってどういう意味？

A ここが下半身へ血液を送るポンプの役割を果たしているのです。

私は、仙腸関節こそは〝第2の心臓〟だと思っています。

仙腸関節という狭い〝関門〟にはとてもたくさんの血管が集中しています。この関門の扉の〝鍵〟が開いているか閉じているかが、全身の血の巡りにたいへん大きな影響を及ぼしているのです。

特に、下半身の血行は、ここが支えているといっても過言ではありません。仙腸関節は、きちんと機能していれば、歩いたり走ったりすることによりわずかに動きます。それが、心臓のポンプのような役割をし、下半身へと血流を送っているのです。だから、第2の心臓だというわけです。

しかし、仙腸関節がロッキングしてしまうと、数多くの血管が圧迫されるのはもちろん、関節の動きが悪くなって、第2の心臓としてのポンプの役割も果たせなくなってしまいます。それで、まるで石を積んで流れを堰《せ》き止められた川のような状態に陥ってしまうわけです。

そういう状態になると、下半身を中心にさまざまなトラブルが現れます。すなわち、足がつったり、むくんだり、冷えたりといった症状が出やすくなるのです。その証拠に、こうした症状は、関節包内矯正を行なって仙腸関節を開いてあげると、たいていはすぐに解消します。

ですから、下半身の血行が悪く、足先が冷たい、足がむくむといった悩みがある人は、本当は足湯やマッサージなどをするよりも、関節包内矯正を受けたほうがいいのです。足湯などの習慣も決して悪くはないのですが、下半身の血流を悪くしている原因をもとから正してしまったほうがいいわけです。

ロッキングされた仙腸関節の鍵が開かれると、血液は本当に堰《せき》を切ったように流れていきます。それこそ、ダムを全面開放したようにいっせいに血行がよみがえるのです。そして、その血流の勢いに乗って、酸素や栄養といった〝体を元気にするもと〟が体のすみずみにまで運ばれ、行き渡っていきます。ですから、これによってさまざまな体の不調やトラブルが解消されるのも、ある意味当然のことなのです。

2

Q どんな椅子に座るのがベストなのか？

A 社長イスやふかふかのソファはなるべく避けよう。

以前、海外の腰痛の学会に出席したときのことです。

そのフロアには座り心地のよさそうなソファがたくさん並んでいました。でも、休憩時間になっても学会出席者のほとんどはそのソファに座ろうとしないのです。みんな、立って新聞を読んだり、立って仲間と話したりしているだけ。

なぜだと思います？　そう、出席者はみな腰痛の専門家。きっと、〝ソファに座る〟のが腰によくないことを知っていたのでしょう。イスに座る行為は、それくらい腰に負担をかけるものだというわけです。

しかし、そうはいっても、座って仕事をしなければならない職業なんだからしょうがないじゃないか、という人も多いでしょうね。そういうデスクワーカーにとって〝イス選び〟はたいへんな切実な問題です。

まず、ぜひ覚えておいていただきたいのは、イスを選ぶ際、〝座り心地のいいイス〟が〝腰痛にいいイス〟とは限らないということです。

たとえば、クッションのきいた社長イスやふかふかのソファなどは、腰にはよくありません。体が沈み込んで骨盤《こつばん》が寝てしまい、腰椎のカーブが保ちにくいうえ、立ち上がるときの腰の負担も大きくなります。その点では、硬い平社員イスのほうが、腰にいいのです。こちらなら自然と骨盤が立ち、腰椎のカーブも保つことができます。

最近は人間工学に基づいて考案された〝腰痛にならないためのイス〟なども発売されています。そうしたイスは座り心地にも配慮が行き届いています。デスクワークが多い方はこうしたイスを探してみるのもいいでしょう。

3

Q ダイエットマシーンが腰を痛める原因に？

A 乗馬型のダイエットマシーンは要注意。

スポーツジムや健康ランドなどに行くと、乗馬型のダイエットマシーンが置いてあるのを見かけませんか？　ロデオのようにゆっさゆっさと揺れておなかの筋肉を刺激するタイプのものです。

ところで、あのマシーン、腰痛持ちの人はあまり激しく揺らさずに、ゆっくりやるように注意したほうがよさそうです。なぜなら、前後の大きな揺れにより、腰椎を痛めてしまう可能性があるからです。特に、脊柱管狭窄症の人は、揺れによりダルマ落としのように脊柱管がずれてしまい、症状が悪化してしまうおそれがあります。

私は常々思うのですが、腰椎や骨盤をはじめ、人間の骨格構造というものは、ぴょんぴょん飛び跳ねる行為には向かないようにできている気がします。遊園地のアトラクションに乗る際なども、〝上下や前後の揺れ〟には十分気をつけるべきでしょう。

④

Q 腰痛にいい食べ物ってあるの？

A 筋肉の疲れをとるために〝酢〟を食卓に。

残念ながら、これを摂《と》れば腰痛が治るといった食べ物はありません。

ただ、筋筋膜性腰痛や椎間板症、椎間板ヘルニアを予防するために積極的に摂っていただきたい食材がひとつだけあります。

それは、〝お酢〟です。

なぜなら、酢には筋肉の疲れを解消したり、体の熱代謝をよくしたりする作用が強く、腰にたまった筋肉疲労をとるのにたいへん役立つからです。日頃、酢の物やマリネなどを積極的に摂るのはもちろん、いろんな料理のアレンジに酢を用いるようにするといいでしょう。

また、最近は黒酢やクエン酸など、サプリメントのように直接飲むタイプの酢も増えてきています。スポーツ選手のなかにも筋肉疲労を解消するために飲んでいる人が少なくありません。特にデスクワークの人や立ち仕事の人、中腰姿勢の多い仕事の人など、脊柱起立筋を酷使しがちな人は、積極的に利用してみるといいのではないでしょうか。

なお、不足させないように気をつけるべき栄養素としては、カルシウムが挙げられます。これはもちろん、骨粗しょう症による腰椎骨折を防ぐため。高齢者だけでなく、近頃は若い女性にも骨量が不足している人が目立ちますので、若いうちからコツコツとカルシウム貯金をしておく必要があるのです。カルシウムが豊富な小魚や牛乳、海藻などを積極的に摂るようにしましょう。また、カルシウムの吸収を助けるビタミンDを不足させないことも大切。ビタミンDは干しシイタケなどに多く含まれるほか、日光に当たることによっても増やすことができます。

それともうひとつ、食生活全般の注意として大事なのは、体を冷やす食べ物を控えるという点です。ビール、ジュース、アイスクリーム、果物、冷えたうどんやそうめん……そういった冷たい飲み物や食べ物ばかり摂っていると、体がてきめんに冷え、血行が悪くなり腰痛に悪影響をもたらすことになってしまいます。腰痛にとって冷えは大敵。できるだけ、体を温めるようなメニューを選んで食べるようにしましょう。

5

Q 腰痛が治ると便秘が解消する？

A 胃や腸の動きがよくなってスッキリします。

関節包内矯正を行なっていると、治療中、不意に「ゴロゴロ、キュキューッ」といった音が聞こえてくることが少なくありません。

要するに、患者さんのおなかが鳴っちゃう音なんですね。

別に、その患者さんがとてもおなかを空かせていたとか、急におなかの調子が悪くなったとか、そういうわけではありません。

おなかが鳴ったのは、仙腸関節のロッキングをはずしたことにより、胃腸がいっせいに動き出したから。腰周辺の血流が一気に回復して、それまで眠っていた腸が目覚めたというわけです。

つまり、関節包内矯正には、胃や腸のぜん動運動を活発にし、胃腸の調子をよくするという効果が期待できるのです。ぜひ、胃腸が弱い人や食欲不振の人におすすめしたいところです。

それと、便秘にお悩みの方にも、ぜひ。

便秘は、たいへん多くの女性が抱えている悩み。その原因はさまざまですが、なかには仙腸関節のロッキングにより、腸を含めた腰周辺の血流が悪くなっていることが関係していることも多いのです。ロッキングをはずすと、それまで堰き止められていたダムが全面開放されるように血行がよみがえります。おのずと、腸の機能血管の流れも回復し、腸全体の動きがよくなって、滞っていた内容物がどんどん体外へ送り出されるようになっていくのです。

便秘がすっきり解消されると、さまざまなトラブルが解消されるのは、みなさんご存じの通り。肌の血色がよくなって、肌荒れやニキビなどの悩みも解消されますし、心のモヤモヤやイライラも晴れることでしょう。

もちろん、ダイエットにも好影響が現れます。
後でくわしく述べますが、仙腸関節を正常化すると、代謝が高まるために体脂肪が落ちやすくなってきます。関節包内矯正は、体の本来あるべき〝流れ〟を取り戻し、身も心も軽くしてくれるのです。

6

Q 歩くのがつらくても、歩かなきゃダメなの？

A 多少痛くても〝歩いて治す〟つもりで歩いてください。

私は、人間の関節は〝よく歩くこと〟に適した構造につくられていると考えています。姿勢よく歩いて、上から下までの関節をスムーズに動かしていれば、どの関節もそうそう痛むことはありません。普段からよく歩いていれば、腰などの関節トラブルをよりよい状態へ回復させていくことも可能です。よく歩くことは、人の体の動きの維持・向上に不可欠の習慣と言っていいでしょう。

逆に言えば、私たちは、歩かないと衰えてしまうのです。歩かなくなると、関節の動きが悪くなり、筋肉も落ちて、体を動かすための機能がどんどん低下してしまいます。とくに高齢になってから歩かなくなると、てきめんに運動機能が落ちて寝たきりへ近づいていってしまいます。

ですから、腰が痛くてもできるだけ歩くようにすべきなのです。酷なことを言うようですが、痛くてもつらくても歩いたほうがいい。私はいつも、どんなにひどい腰痛の患者さんにも「歩くことだけはあきらめないようにしてください」とアドバイスをしています。

痛みやしびれなどの症状がひどいときは、コルセットで腰を固定したり、患部をカイロで温めたり、痛み止めを飲んだりすれば、多少はラクに歩けるようになるものです。そういう地道な努力や工夫を重ねながら、日々少しでも歩くようにしてください。別にそんなに長い時間歩く必要はありません。それよりも、短い時間でも構わないから姿勢よく歩く習慣をつけて、それを継続していくことのほうが大事です。そうやって少しでも歩くようにしながら、日々関節を動かすようにしていきましょう。

とにかく〝歩かない生活〟は〝歩けない生活〟への入り口です。腰痛に負けて歩かなくなってしまってはいけません。ぜひ、〝歩いて治す〟つもりで、攻めの気持ちを持って一日一日歩いてみてください。

7

Q 杖はなるべくつかないほうがいいの？

A 杖をついてもいいですが、あまり頼りすぎないことが大切です。

歩き続けるために必要な手段は、積極的に導入すべきです。腰痛や坐骨神経痛がひどくなってきたときに、もし「杖をつけば歩ける」のであれば、杖を取り入れるほうがいいでしょう。

ただ、杖はあくまでスムーズに歩くための補助具であり、〝第3の足〟ではありません。〝頼りすぎない〟という意識を持って体重をかけずに使うことが大切です。

杖は痛いほうの足腰の〝反対側の手〟で持つのが基本。短すぎたり長すぎたりすると歩行姿勢に影響するので、適切な長さの杖を選ぶようにしてください。ちなみに、山登りやノルディックウォーキングに使う、両手で持つタイプのストックであれば、長さを調整できるものもありますし、背すじを伸ばして姿勢よく歩くことが可能です。新しいタイプの杖としてもおすすめだと思います。

8

Q 関節包内矯正っていくらかかるの？

A 初診時は1万円前後で受けることができます。

ここまでお読みいただいて、「関節包内矯正で腰痛が治るのはわかったけど、費用はいったいいくらかかるんだろう？」と心配していらっしゃる方も多いと思います。

ご心配いりません。

関節包内矯正は、初診時は1万円前後、次回以降は9000円前後で受けることができます。トータル2時間、体外再生圧力波療法やリハビリの最新機器も含まれております。遠方の方や重症の方も多いため、できることは最大限しております。

ちなみに、私どもは「さかいクリニックグループ」として、6つの施設を運営しています。それが「さかい保健整骨院」「ハイメディックシステム」「さかい関節医学研究所」「さかいハイメディックソリューション」「さかいＬＡＢＯ」「さかいコンシェル」の6つで、それぞれコースや料金設定を変えさせていただいています（詳しくはホームページhttp://www.sakai-clinic.co.jp/をご覧ください）。

このうち「さかい保健整骨院」が、もっともリーズナブルに関節包内矯正を受けられる施設です。ただ、いつも非常に混み合っていて、予約がとりづらい状況になっていることが少なくありません。少しでも早く、多くの患者さんに関節包内矯正を受けていただこうと、スタッフが力を合わせ、毎日150名以上の患者さんを診ているのですが、本当に申しわけない限りです。

また、「ハイメディックシステム」は、最新ハイテク医療機器を導入したリハビリシステムサロン。「さかい関節医学研究所」「さかいハイメディックソリューション」は、時間に縛られずに集中的に治していきたい方々向けの特別なコースです。「多少費用がかさんでもいいから、予約待ちの時間を気にせず、マンツーマンで治してもらいたい」という方はこちらの施設を選択されています。

また「さかいＬＡＢＯ」はプロアスリートコース、再発防止・メンテナンスの方、子供の姿勢教育指導、小顔矯正コースがあります。「さかいコンシェル」は首や腰に負担が少ないフルフラットの最新シャンプー機やカットチェアを使用したヘアサロンです。

このように、当院は予算や時間のご都合で、自分に合ったコースを選ぶことができるようになっています。また、遠隔地にお住まいで、東京滞在中に治したいといったご相談にもできる限り対応させていただいています。

9

Q カイロプラクティックやAKA療法との違いは？

A 技法や治療の姿勢などが根本的に違います。

実は、仙腸関節に着目した腰痛治療法は、関節包内矯正がすべてというわけではありません。

たとえば、カイロプラクティックにも「仙腸関節が大事だ」という考え方はあります。ただ、カイロの場合、体全体の関節を動かしつつ、その一環として仙腸関節も動かします。また、その際、仙骨ではなく腸骨に力をかけて動かしていくようです。

ちょっと気になるのは、患者さんのなかに「カイロや接骨院でかえって症状が悪化してしまった」と訴える方が少なくない点です。ご存じのように、カイロは「ボキボキッ」と音がするような、激しい関節の動かし方をすることが多いもの。また、カイロの施設は全国あちこちにあるものの、その施療の腕や考え方にはだいぶ個人差があると聞いています。そうした点を頭に入れておくほうがいいでしょう。

次に『AKA療法』。これは言ってみれば、関節包内矯正の〝親戚筋〟にあたる治療法です。AKAとは『関節運動学的アプローチ』の略。関節包内矯正と同様に、仙骨を動かす手技によって仙腸関節の機能異常を解消する治療を行なっています。いちばんの違いは手技の力の込め方。AKA療法はさわっているかいないかわからないほどにマイルド。これに比べれば、関節包内矯正はかなり力を込めているほうです。

さらに、治療姿勢の違いを挙げれば、AKAの場合、仙腸関節を動かすことにのみねらいが置かれているように思います。つまり、あくまで痛み解消が主目的で、「仙腸関節を動かす→痛みがとれる→痛みがとれれば治療終了」となるわけです。その点、関節包内矯正は、「仙腸関節の不具合を解消したうえで、腰椎の状態や姿勢のバランスを整え、全身の健康レベルを引き上げていこう」という意識を強く持っているのです。要するに、単に痛みを解消させるだけにとどまらず、今後も腰痛に悩まされずに生活の質を向上させていくための、包括的な治療に取り組んでいるわけです。

なお、カイロプラクティックもAKA療法も、施設にもよりますが、だいたい1回に1万円くらいかかるところが多いようです。

10

Q 関節包内矯正はよそでは受けられないの？

A 残念ながら、今のところ当院のスタッフにしか技術を伝えられておりません。

私はたいへん多くの方からこの質問を受けます。たしかに、関節包内矯正を受けるためにわざわざ東京の王子にお越しいただくのはたいへんです。お近くで受けられれば、それに越したことはないですよね。ただ、残念ながら、今のところ、当院のスタッフにしか技術を〝伝道〟できていない現状なのです。申しわけありません。

なお、インターネットを検索すると、似たようなネーミングの施術がけっこうヒットしますが、これは関節包内矯正とはまったく関係ありません。また、なかには「関節包内矯正を行ないます」と宣伝しているクリニックや施療院もあるようですが、それも私のあずかり知らぬところで起こっていること。ご注意ください。

関節包内矯正は特許庁に届け済みです。当院以外で受けられるようになった場合は、必ずホームページで紹介いたしますので、その日までしばらくお待ちください。

略歴

酒井慎太郎(さかい・しんたろう)

さかいクリニックグループ代表。柔道整復師。千葉ロッテマリーンズオフィシャルメディカルアドバイザー。

中央医療学園特別講師。整形外科や腰痛専門病院、プロサッカーチームの臨床スタッフとしての経験を生かし、腰痛やスポーツ障害の疾患を得意とする。解剖実習にて「関節包内機能異常」に着目。それ以来、関節包内矯正を中心に難治の腰痛やひざ痛の治療を1日150人以上行なっている。

TBSラジオ「大沢悠里のゆうゆうワイド 土曜日版」にレギュラー出演。

その他多くのテレビ番組で「注目の腰痛治療」「神の手を持つ治療師」として紹介される。

また、朝日カルチャーセンターや池袋コミュニティカレッジなどで月4回のペースで一般の方向けの講演も行なっている。内藤大助さん(ボクシング第36代WBC世界フライ級チャンピオン)、井上尚弥さん(ボクシング第33代WBC世界ライトフライ級チャンピオン)、田口良一さん(WBA世界ライトフライ級チャンピオン)、高橋由伸さん(プロ野球監督)、十朱幸代さん、音無美紀子さん、秋野暢子さん、中山美穂さん(女優)、村井國男さん、山下真司さん(俳優)、中村福助さん、市川高麗蔵さん(歌舞伎俳優)、松任谷正隆さん(音楽プロデューサー)、笑福亭鶴瓶さん(落語家)、土田晃之さん、佐々木健介さん、堀ちえみさん、磯山さやかさん、優木まおみさん(タレント)、Hydeさん、宮沢和史さん(ミュージシャン)、TRF・CHIHARUさん、EXILE ÜSAさん、TETSUYAさん(ダンサー)、元東京慈恵会医科大学准教授幡場良明先生などさまざまなアスリートやタレント、医療関係者の治療も手掛ける。『脊柱管狭窄症は自分で治せる!』(学研プラス)、『腰痛は歩き方を変えるだけで完治する』(アスコム)、『腰痛は99%完治する』『肩こり・首痛は99%完治する』『ひざ痛は99%完治する』『関節痛は99%完治する』『股関節痛は99%完治する』『坐骨神経痛は99%完治する』(すべて小社)など著書多数。

ホームページhttp://www.sakai-clinic.co.jp

装丁　石川直美
DTP・本文デザイン　美創
本文イラスト　坂木浩子
撮影　植一浩
モデル　藤木美咲（ヴィスカエンターテイメント株式会社）
編集協力　高橋明

本書は『腰痛は99％完治する』『脊柱管狭窄症は99％完治する』
『実践編 関節痛は99％完治する』（すべて小社）を再編集したものです。

1日1分 図解
腰痛は99％完治する
2018年10月25日　第1刷発行

著 者
酒井慎太郎

発行者
見城 徹

発行所
株式会社 幻冬舎
〒151-0051 東京都渋谷区千駄ヶ谷 4-9-7
電話：03（5411）6211（編集）
03（5411）6222（営業）
振替 00120-8-767643

印刷・製本所
株式会社 光邦

検印廃止

万一、落丁乱丁のある場合は送料小社負担でお取替致します。小社宛にお送り下さい。
本書の一部あるいは全部を無断で複写複製することは、
法律で認められた場合を除き、著作権の侵害となります。
定価はカバーに表示してあります。

© SHINTARO SAKAI , GENTOSHA 2018
Printed in Japan
ISBN978-4-344-03370-2 C0095
幻冬舎ホームページアドレス　http://www.gentosha.co.jp/

この本に関するご意見・ご感想をメールでお寄せいただく場合は、
comment@gentosha.co.jp まで。

GENTOSHA